揮別不孕 輕鬆當媽媽

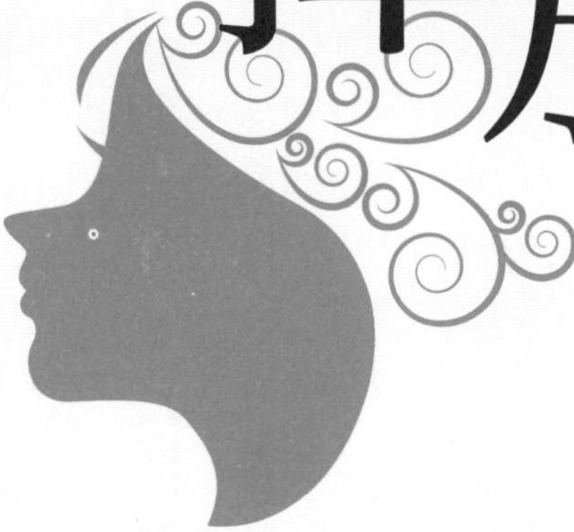

李世明 醫師
李熙麗
合著

晨星出版

【作者序】——關乎女性生育權益的生殖醫學

李世明　醫師

生育很簡單嗎？對許多人而言，懷孕生子就像呼吸一樣自然，計畫中的事，該來就來；但是對部分族群而言，卻有如登陸火星般的「絕地任務」，難關重重。

若單純看待生育（生殖醫學）這件事，表面上似乎只包含從精子與卵子形成、卵子受精、胚胎在生殖系統發育生長、到新生兒出生這麼簡單。然而，若要徹底檢驗，生育實際上幾乎涵蓋了所有醫學領域，如生殖內分泌、胚胎學、生殖輔助醫學，甚至免疫學等也包含其中，沒有哪一個系統能夠置身事外。

《揮別不孕 輕鬆當媽媽》嘗試用比較口語、非醫學專業語言，有系統地探討整個生殖醫學的面貌。由內分泌如何誘發卵子形成、排卵至受孕開始，再到胚胎著床、發育及胎兒時的遺傳諮詢、診斷……甚至到分子醫學領域的簡易說明，想讓讀者了解，能否順利生育並不只關乎精子、卵子、卵巢、子宮這麼簡單。許多臨床案例顯示，當醫學能夠明白揭開某個體不孕的面紗時，患者是訝異的，因爲長久以來的認知，「孕事」不就是「這麼簡單的事」嗎？

因分子生物醫學的進步，由基因的角度使得我們對生殖醫學有更深入的了解，從青春期的

變化、子宮內膜異位症、多囊性卵巢囊腫、子宮肌（腺）瘤到免疫等皆與基因脫不了關係，讓醫學在治療不孕上不再只侷限於「表面工夫」，這些發現鼓舞著醫療人員，也實現了部分不孕者當媽媽的夢想。

近年因冷凍技術的進步，對生殖能力的保存及延續更是熱門，包含冷凍卵巢、卵子、精子、胚胎等都取得極大的進展，使得增進人類生育的能力也大幅提升。而人類「全基因排序」的完成及次世代基因定序的發展，對生殖醫學而言更是提供絕佳的研究利器。

生殖醫學持續發展，意味著人類的生殖欲望有更大的實現空間，我們應該懷抱希望，但不能過度期待。除了科學發展有一定的進程，無法一蹴可幾，另外，即使醫學再進步，有些生理問題仍無法解決。我們期待在不遠的未來，生殖醫學能滿足更多不孕者的需求，滿足更多人想當媽媽的願望。

【作者序】——不孕心事誰人知

李熙麗

生寶寶是大部分人非常重要的人生規劃之一，許多新婚夫妻計畫等經濟條件更充裕、年齡到了或心態已經調適，再準備孕育寶寶。然而越來越多的狀況是：萬事俱備、只欠東風。

仔細觀察我們身邊的親友或同事，患有不孕的女性其實爲數不少。爲了懷孕，她們簡直吃盡了苦頭，看醫師、做檢查，除了中、西醫，還嘗試另類醫療或偏方、人工生殖，甚至求神問卜，卻仍不能如願。最令人沮喪的莫過於各項生理檢查中，所有臨床檢驗指標一切正常，卻無法懷孕。

在此時若又見周遭親友、同事，比自己晚結婚卻陸續懷孕，心裡不免夾雜著羨慕與哀怨，自己何時才能當媽媽？看著她們的孩子日漸長大，不孕的心酸苦楚，那種被遺棄的感覺大概也只有不孕的人才能體會。即使有親密愛人的全力支持，有些女性心裡難免還是會自責：爲什麼是我？

不孕問題不但啃蝕著女性的身心靈，也爲生活帶來跨時空的紛擾，最慘烈的莫過於來自夫家的言語暴力。因爲無法順利懷孕，當下情緒可能表現出緊張焦慮、憂愁失落，隨著時間的流逝，心情可能愈加沉重，不僅對身心健康造成嚴重影響，後續還可能會帶來家庭問題：情感破碎、家庭失和、甚至最後以離婚收場。

寫這本書的最終目的是希望可以幫助不孕女性更了解自己的身體，配合生理狀況與醫師商討，以選擇最適合自己的處置方式，即使最後仍無法如願，不孕女性仍要好好愛自己、感謝自己曾經嘗試過的努力、鼓勵現階段的自己，千萬別拿別人失控的言行來懲罰自己，因爲懷孕生子並非通往幸福婚姻的唯一條件。

每一條道路的景色皆不同，人生是自己的，請勇敢地活出自我！

contents

contents

Chapter 5 追本溯源——不孕非我所願，是身不由己 141

Chapter 1
吾家有女初長成

無聲的主宰——荷爾蒙的分泌、功能與調節

若撇開心靈的成長不談，關於生理的成長，在我們的一生中，有兩個快速成長階段：一個是出生六個月內，另一個則是青春期。孩子出生後到青春期之前，兩性生殖系統的性腺都是呈現靜止狀態，直到腦下垂體分泌性腺促素（Gonadotropin）後，才促使生殖系統開始甦醒，從甦醒到成長、成熟的階段稱為青春期（Puberty）。

嚴格地說，青春期是指人生的一段期間，在這期間內，性腺有分泌的功能、有配子（精子或卵子）的形成且生殖系統逐步發育成熟，使個體首次具有生殖能力。由基因密碼所組成的生命藍圖確保生理會在特定的時程執行特定的功能，青春期的初始是由「神經性機制驅動荷爾蒙」所啓動的。青春期最明顯的身高、體重、身材比例變化與第二性徵的發育，都受中樞神經系統與內分泌系統嚴密的監控與調節。

少女的成長與發育

有許多人以為月經來潮是**青春期**的開始，可別誤解了，依照醫學上的定義，**只要第二性徵（胸部）開始發育，就宣告青春期已經開始了**。初經通常始於乳房開始發育後的2～3年間。青春期是匯聚了身心靈皆往成熟方向推進的一條「線」（一段期間）月經來潮僅只是其中的一

知識即時通

青春期

兩性在青春期的生長與發育極為相似、且與內分泌系統息息相關：荷爾蒙的調控是經由下視丘分泌性腺釋素（GnRH）→刺激腦下垂體分泌性腺促素（濾泡刺激素FSH和黃體刺激素LH）→刺激男孩的睪丸和女孩的卵巢→分泌睪固酮（Testosterone）或雌激素（Estrogen）→作用於身體的目標器官→產生第二性徵，並加速身高的成長與代謝速率。身體中肌肉、骨骼的成長與脂肪的分布，在男孩和女孩之間逐漸顯示出不同的模式，以骨骼而言，女孩到17歲骨骼已充分長大，而男孩則到20歲。

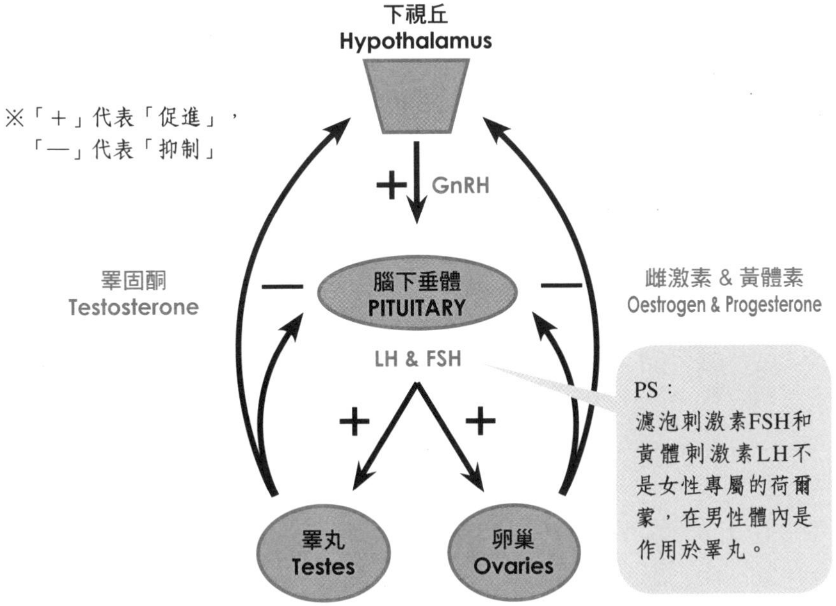

兩性在青春期的內分泌運作

個「點」。青春期約莫占據5年的時間，除了身高體重迅速增加，同時也伴隨荷爾蒙的變化、性成熟與情緒波動。青春期的生長速度，僅次於嬰兒期。

至於青春期女孩身體的發育，內分泌對生理影響的進行軸線簡化如下（見左圖）：

1. 大腦的下視丘分泌促性腺激素釋放激素（Gonadotropin-Releasing Hormone，簡稱爲GnRH）。
2. 促使腦下垂體釋放濾泡刺激素（FSH）和黃體刺激素（LH，與黃體的形成、分泌黃體激素〈Progesterone〉進而使子宮內膜增厚與浸潤有關）。
3. 濾泡刺激素（FSH）刺激卵巢濾泡發育成熟與分泌雌激素（Estrogen，或稱動情激素）。
4. 雌激素使女性的第二性徵逐漸明顯：胸部開始發育、陰毛生長、陰蒂變大。在生長、發育達到高峰之後，因子宮內膜增厚、剝落而出血，第一次因這種現象而流出的血，稱爲初經。第一次月經，依照統計，一般出現在9至13歲之間。

簡言之，月經的形成是建立在穩定的「下視丘→腦下垂體→卵巢→子宮」層層指令的軸線上、週而復始的循環。剛開始時，月經週期天數、行經天數與經血量都較不穩定，但在生理逐漸成熟之後，會達成穩定的**負回饋作用**。在此軸線上，若有任何一個環節出問題，都會影響月經週期。例如，因過度運動、過量工作、極大的飲食改變、突然的體重減輕、時差、生病、極度的情緒變化，而造成個人生理、心理的負荷或緊張的「壓力」，是造成月經不規則最常見的主因，直接影響的是「大腦下視丘」。

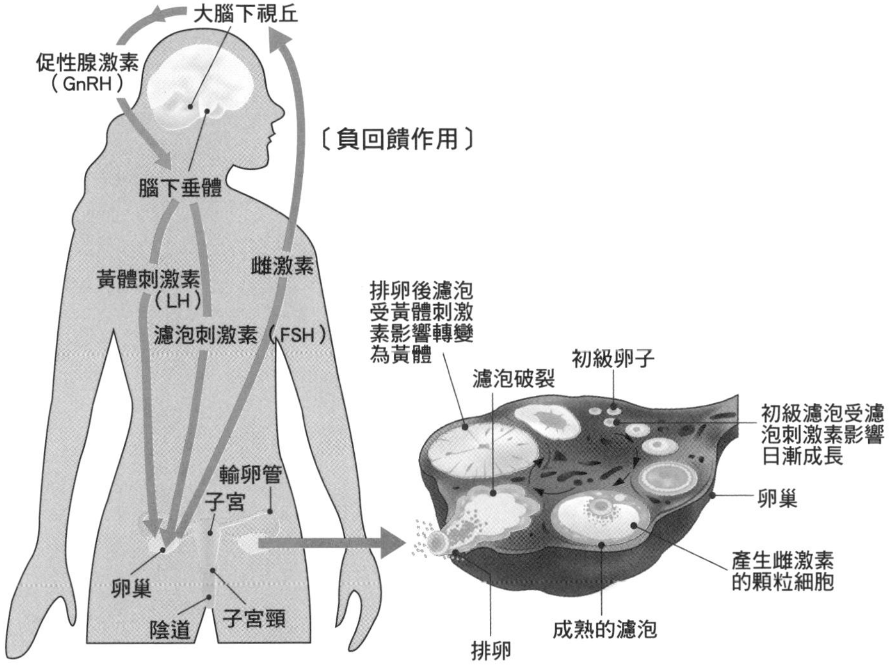

下視丘、腦下垂體與雌激素、黃體激素的關係

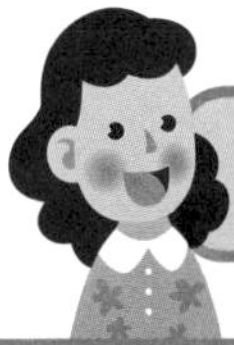

知識即時通

正回饋作用（Positive feedback）與負回饋作用（Negative feedback）

所謂回饋作用，是在一個封閉的循環中，下游的產物，會回過頭來調節整個反應的進行（A→B→C→D→E〈最終產物〉→A），回饋又分正回饋與負回饋。「正回饋」就是最終產物會反過來強化反應持續進行，而「負回饋」就是最終產物會反過來抑制、使整體反應趨緩。

性早熟、性晚熟與不孕

孩子正常、健康地成長對父母而言是再平常不過的心願。除了平時要輔助課業，孩子青春期的到來，也給父母帶來教科書之外的輔導課題。如果孩子的成熟如預期的時間報到，父母可能已有所準備，心理上較能輕鬆面對，但如果提早報到或遲遲未到，父母的負擔就更重了——有些父母爲孩子早熟憂心、有的卻爲晚熟發愁。

性早熟或晚熟的判斷準則是什麼？**醫學上所謂的正常發育、早熟或晚熟，評斷標準依據是建立在統計學的常態分布圖（見下圖）與數學平均值的原則上，是相對且客觀的判別。**

在性發育的這一段時間內，若以女孩第一次的月經——「初經」——這個時間作爲標準，舉凡落在9至13歲這個區間裡，都算正常。初經，意味著內分泌生殖軸線開始運作，且生殖道通暢正常。

但就像撒一把種子在土地上，有些會提早發芽、有些則晚發芽、有些甚至不發芽。初經落在8歲以前，可視爲早熟性青春期；到了14歲，仍不見任何第二性徵（包含胸部、體毛分布、身高、皮下脂肪的堆積、月經等等）發育的徵兆，就應該考慮是否有性晚熟或延遲的可能。若偏離區間值太遠，可能就得思考孩子是否有某些疾病。

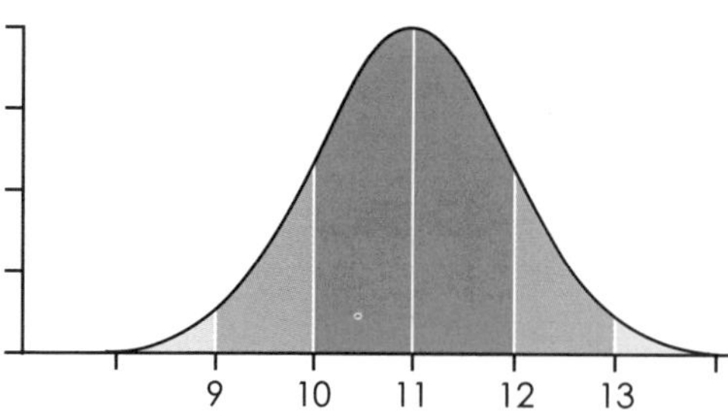

常態分布圖（Normal distribution）

真性早熟（True precocious puberty）

- **定義**：由於性腺促素（Gonadotropin）提早分泌而促成性發育提早。醫學上又稱爲「中樞性」性早熟。
- **原因**：大腦下視丘異常，如腫瘤、感染、發育異常。

假性早熟（不完全性性早熟）（Precocious pseudopuberty）

- **定義**：第二性徵提早出現，但無精子形成，卵巢亦無發育。
- **原因**：1. 腎上腺異常：
  先天之皮質增生
  分泌雄性素之腫瘤
  分泌雌性素之腫瘤
  2. 性腺異常：
  睪丸間質細胞瘤
  卵巢粒性細胞瘤
  3. 其他

青春期延緩或缺乏（Delayed or Absent Puberty）

- **定義**：14歲仍無第二性徵、初經到16歲仍未開始、睪丸到20歲仍未發育完全。
- **原因**：1. 全腦下垂體機能低下症（Panhypopituitarism）

2. 甲狀腺功能低下症（Hypothyroidism）所引起
3. 帶有44＋XO型染色體（透納氏症候群，詳見第157頁）
4. 性腺發育不全（Gonadaldysgenesis）
5. 其他

青春期的年齡差異極大，因此，除非月經到18歲仍未開始、睪丸到20歲仍未發育完全，不能認爲有何不正常。目前被多數學者接受的標準爲女童13～13.5歲未出現乳腺發育，15歲無陰毛生長，18歲未見月經初潮者，可診斷爲青春期發育延遲。

由於各國氣候（熱帶、近赤道）、人種遺傳、飲食等等的影響，初經的年齡會有些許的差異，過重、肥胖也會導致初經的年齡提前。值得注意的是，外來的（外源性）環境荷爾蒙也容易促成性早熟。

女孩性早熟不好

在正常的情況下，一般初經前1～2年是身體生長最快速時期，身高每年約長8～9公分，初經開始之後，每年平均只長2～4公分，等到15～16歲後，就不易再長高。初經提前或性早熟，體內的雌激素會使長骨的生長板提早癒合、不再生長，少了1～2年的生長期，使日後身高與同儕相比較矮。初經過早，會長不高。

另外，青春期也是在心理層面與社會認知上呈現明顯成長與發生重大變化的時期。初經牽涉到親子關係、對自己身體的觀感、女性同儕相處、男生與女生社交圈的臨界分隔。**過早出現性早熟特徵的孩童，往往須以青少年的外表、卻仍是稚幼的心靈去面對外界事物，而產生極大的困惑。**

不論性早熟還是性晚熟，都需要思考是否有先天或後天疾患，應找專科醫生（內兒科、家醫科、婦科、內分泌科）及早診治，臨床上有流程圖可詳細評估，找出病因，對症下藥。嚴重的性發育延緩可能導致終生不孕。

正常的月經週期

掛號看婦產科時，醫師開口問的第一句通常是：「月經最後一次來是什麼時候？」醫師之所以這樣地問，是因爲了解正常的月經週期是診斷大部分婦產科問題的基礎。因此女性朋友是否有詳細記錄自己生理週期的相關變化，攸關著醫師能否迅速準確地判讀病徵。

女性生兒育女的器官：子宮、卵巢，兩者在下視丘、腦下垂體嚴密地指揮調控下，彼此完成複雜且規律的運作，於是形成了「好朋友」——月經週期，週期性的陰道流血是因爲子宮內膜脫落。

既然是週期，意味著「會在固定的時間內完成一次循環」，由於個體的差異性，**月經週期的長短因人而異，一般是以月經的第一天為周期的開始（不是從月經結束才開始算，否則會**

算錯排卵期），從本次月經期的開始到下次月經開始平均是28天（月經週期從21到45天都屬正常），每次「好朋友」報到約5～7天，總量爲30～80 ml，因人而異：第1天少量，第2、3天量多，身體或多或少有些不適，時間或長或短，量或多少，只要在正常範圍內都不是疾病，而腰痠、腹瀉等生理症狀不會影響受孕。但如果脫離了規律性，就表示生殖系統起了變化，可能是單純的月經失調，也可能是疾病引起。

對大部分的女性來說，「好朋友」該來就來、該結束就結束，即使生兒育女也像呼吸一樣自然，極少帶來困擾。但有些人就沒有這麼幸運，因爲許多女性特有的疾病如不孕、不正常子宮出血、經痛、經前症候群等飽受折磨，且往往是因爲荷爾蒙沒有正常運作而出現問題。

1．卵巢週期

是否聽說過女人的卵子會放到「老舊」？確實是如此。女嬰兒在出生後，卵巢一直處於沉睡狀態，直到受下視丘分泌的荷爾蒙影響才甦醒，而開啓了青春期的序幕。卵巢約有兩百萬個原發濾泡（Primordial follicle），每個濾泡內有一個尚未完全成熟的卵子（卵子在女性胎兒期間便已成形，出生之後不會再製造新的卵子）。原發性的意思是，在出生之前就已經存在，出生後隨著個體漸漸成熟、老去，卵巢就像身體其他的器官一樣，內含的卵子不僅數量會逐漸減少，卵子品質也會隨著年齡增長而下降、變差。

每次週期一開始，兩邊的卵巢都各有約三百個濾泡同時擴大（300×2），但到了週期的第

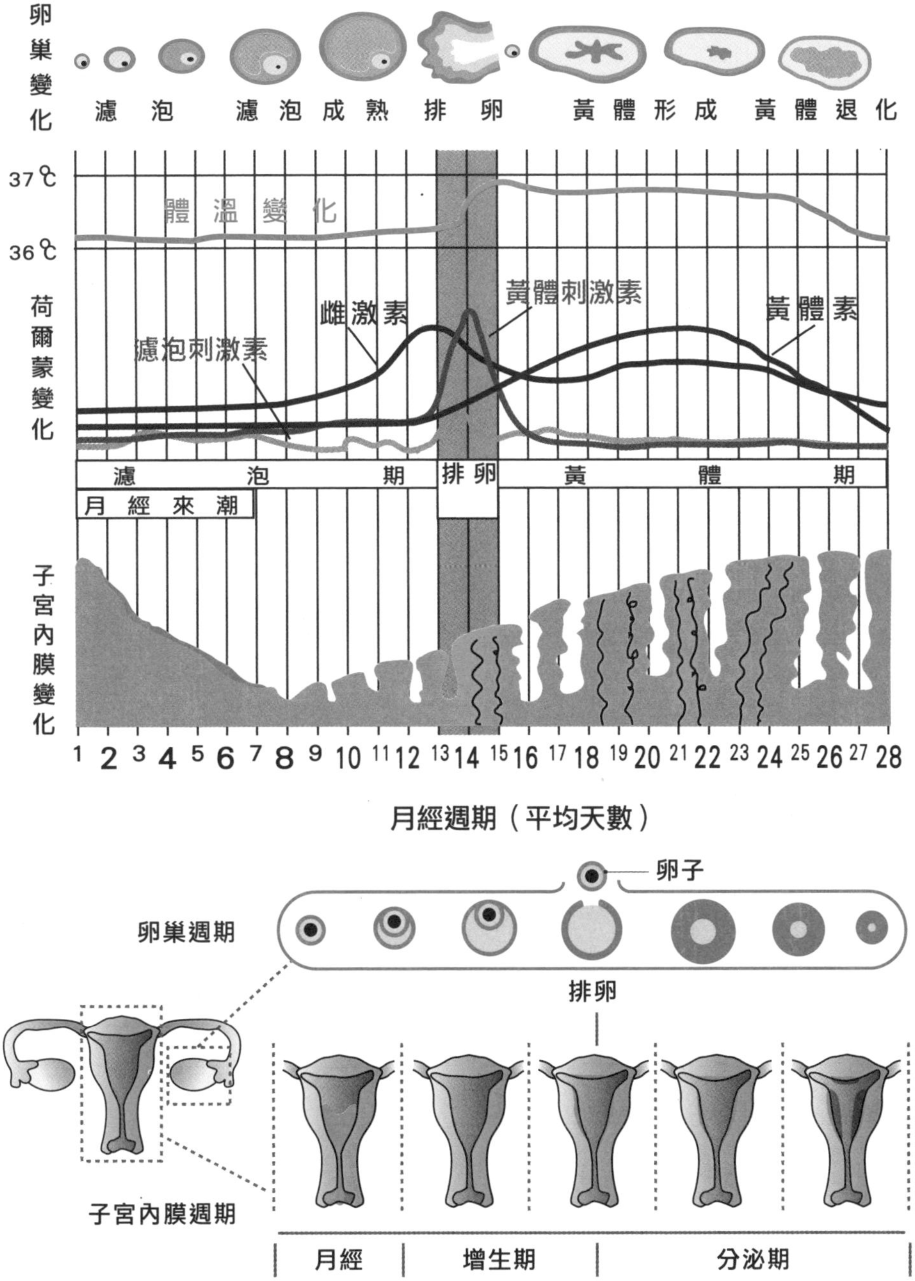

月經週期：基礎體溫、4種荷爾蒙濃度、卵巢與子宮變化

10天，只有其中一邊卵巢的一個濾泡迅速長大（其他則成爲萎縮濾泡），在週期的第14天濾泡脹破，卵子被排入腹腔，稱爲排卵，由輸卵管的繖狀端拾取等待受精，若受孕，胚胎會經輸卵管送入子宮。如果沒有受精，則卵子會在輸卵管內自我凋亡。

排卵之後的濾泡內馬上充滿血液，稱爲出血體（Corpus hemorrhagicum）。襯於濾泡之外的顆粒性細胞（Granulosa cells）與膜性細胞（Theca cells）開始增殖，迅速取代凝固的血塊，最後濾泡內充滿了黃色富含脂類的黃體細胞（Leuteal cells），形成黃體（Corpus leuteum），黃體細胞會分泌「黃體素」，又稱助孕素。

如果懷孕了，因爲胚胎會分泌hcG（人類絨毛膜刺激）刺激黃體，黃體繼續生長，而且在生產之前不會再有月經。如果沒有懷孕，則在下次月經開始前4天，黃體開始退化，最後由瘢痕組織取代而形成白體（Corpus albicans）。

2．子宮週期

從月經週期第5天到第14天，發育中的濾泡會分泌雌激素促使子宮內膜增厚。排卵後，黃體分泌的黃體素使子宮內膜輕微浸潤滋養，使子宮更適合受精卵著床。若無胚胎形成，黃體便在排卵後第7～9天開始退化，黃體素分泌下降，缺乏黃體素的支撐，子宮內膜逐漸萎縮。前列腺素在月經期間上升，使支持子宮內膜的螺旋形小動脈（Spiral artery）及子宮肌肉層收縮（導致有些女性經痛的原因），導致表層的子宮內膜缺血與脫落，血液、子宮分泌物與子宮內膜碎片形成月經。

3．月經週期不規律與不孕

爲了解說上的方便性，一般的教科書或女性書籍中提到的月經週期，都是以完美的28天爲例說明女性生殖系統的變化，但根據統計，大約只有15％女性的月經週期是28天。大部分女性的月經週期介於24～35天，週期少於21天或超過45天的比例爲1％。

規律的月經週期，正常排卵的機會比較大，自然受孕的機會就會較高。但是週期太長或太短都可能影響受孕：

- 週期太短（小於21天），可能是卵泡期或者黃體期異常，可藉由基礎體溫分析。
- 週期太長（大於45天），可能是沒有排卵或延遲排卵，可藉由基礎體溫、超音波或小便測試劑檢查以了解排卵狀態。

即使月經週期規律，也不一定就有正常的排卵。若是沒有排卵，黃體無法形成，也就沒有黃體素，子宮內膜會一直維持在增生期直到月經來，診斷時可以藉由檢查子宮內膜辨別。如果希望提高受孕的能力，建議配合醫師的診斷與治療。除此之外，不正常的月經週期常伴有排卵功能障礙，而月經週期與排卵同時互爲因果關係，因此醫學上也常以促進排卵使月經週期恢復正常。

Chapter 2

性不性有關係——
避孕、人工流產與不孕

避孕沒有一勞永逸——避孕導致未來不孕

唯有安全的性行為才能使雙方維持更長久的親密關係。

站在生物學的觀點，避孕是「違反自然」，而非「理所當然」。「性行爲」最原始的目的是懷孕，並非大自然贈與的免費歡愉禮物，目的是藉由精子和卵子的結合形成胚胎以孕育下一代，讓族群得以延續。隨著社會風氣大開，性行爲不再是婚後族群的特權，但必須注意的是，任何一次性行爲都有可能懷孕，如果不打算懷孕或環境不容許懷孕，就必須進行避孕，否則將爲生活帶來許多困擾，甚至造成災難。

懷孕過程可簡單分爲①性行爲、②卵子受精、③受精卵在子宮內膜上著床、以及④受精卵穩定地發育與生長。不論是事前或事後的種種措施，只要能阻止②卵子受精或阻止③受精卵安穩地於子宮內著床，皆可稱爲避孕。

在網路搜尋欄鍵入「避孕」，大約可得到近七千萬筆的搜尋結果，相信這絕對是醫學領域裡瀏覽率最高的關鍵字！因爲網路的方便性與隱密性，許多人的性知識可能都來自網路搜尋，但若仔細點閱某些網路文章，其中的避孕觀念非常「駭人聽聞」，例如，以目前積極推廣的「**雙重防護避孕**」這個觀念而言，有人竟誤以爲是「男生戴兩層保險套」！

在此要說一句讓想避孕的人足以洩氣的話：**沒有任何一種避孕方法100%有效，也沒有哪一種避孕法可以全體適用**。科學已經證明，在女性生理週期的任何時間發生性行爲，都有可能會懷孕。

事先了解各種避孕方法、選擇最合適自己的方式、並且確實地執行，同時做足心理準備，才不會讓美好的「韻事」成了頭痛的「孕事」，希望每個孩子的到來都是「禮物」而非「失誤」，更別讓「墮胎」毀了甜蜜的愛情，成了生命中無法承受之重。

雖然避孕有所謂的成功率，但如果要幫避孕打分數，避孕不是100就是0分、不是成功就是失敗（即使避孕的成功率是99.99%，懷孕了就是0分），就像電燈的開關，非關即開，完全沒有灰色地帶。眞想避孕便不能心存僥倖，正確、徹底地學習一次重要觀念，勝過千百次的

什麼是「雙重防護避孕」？

意指男性女性同時採用避孕措施，併用兩種以上的避孕方法以提高避孕的成功率。例如，男性全程使用保險套、配合女方服用「口服避孕藥」，可達到99%以上的避孕效果。

人云亦云或網路搜尋。

避孕方法簡易比較

1．保險套

·**成功率：**約97％。

·**副作用：**無。

·**避孕特性：**物理性。

·**原理機制：**阻止精卵結合。

·**使用方法：**從事性行為時須全程戴套。

·**備註：**除了避孕還可以防止性病。建議與其他避孕方式同時使用以提高成功率。

2．避孕藥

·**成功率：**約99％。

·**副作用：**見後續分析。

·**避孕特性：**化學性（荷爾蒙法）。

·**原理機制：**

抑制卵巢排卵：以人工合成低劑量的複合式類雌激素（E）與黃體素（P）製劑。

・**使用方法：**每天服用。

・**備註：**是目前除了結育手術之外最有效的避孕方法。但是避孕藥可能會因與其他藥物的交互作用而降低了避孕功能，例如抗生素、安眠藥，避孕藥也可能強化其他藥物的功能。請與醫師詳盡討論。

3．**避孕貼片**

・**成功率：**約99％。

・**副作用：**見後續分析。

・**避孕特性：**化學性（荷爾蒙法）。

・**原理機制：**同避孕藥。

・**使用方法：**以三星期爲一週期，每星期同一天換貼片。

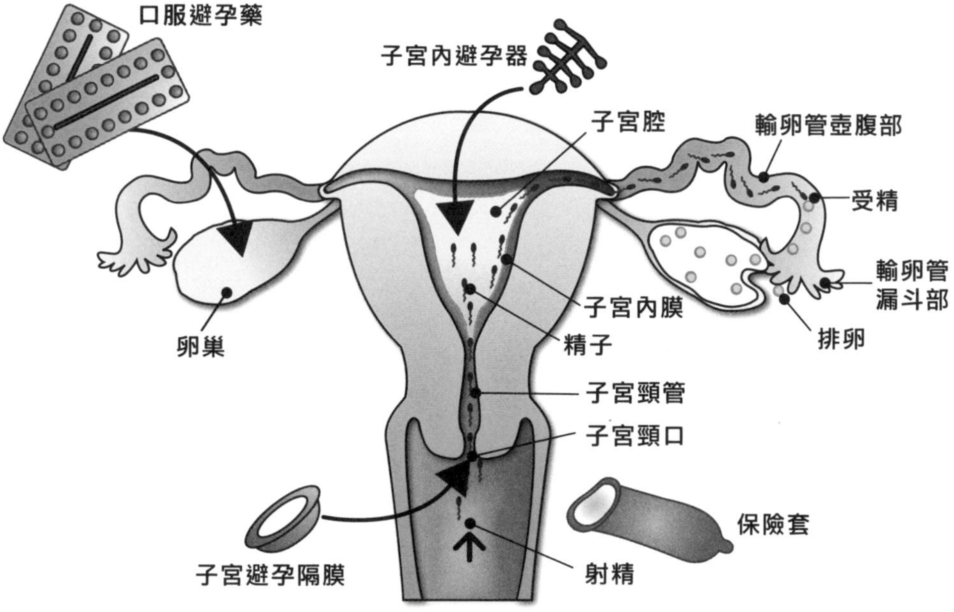

各種避孕方法

4．避孕針

．成功率：約99％。

．副作用：見後續分析。

．避孕特性：化學性（荷爾蒙法）。

．原理機制：

抑制卵巢排卵：以高濃度黃體素（P）製劑。

．使用方法：每月肌肉注射一次。

5．子宮內避孕器

．成功率：高於95％。

．副作用：極少副作用。

．避孕特性：物理性。

．原理機制：殺精子同時干擾受精卵著床。

．使用方法：由醫師評估該使用何種避孕器，並由醫師置入。

．備註：作用的機轉可以是殺精、干擾受精卵著床等。視避孕器種類而有不同的功能。

6．緊急避孕藥（事後避孕藥）

．**成功率：**大約80％。

．**副作用：**月經混亂，可能出現噁心、嘔吐等副作用。

．**避孕特性：**化學性。

．**原理機制：**改變子宮內膜，干擾受精卵著床。

．**使用方法：**服用高劑量的黃體素（P）。

．**備註：**性行爲後72小時之內服用第一劑，再隔12小時後服用第二劑。

7．外用殺精劑（可以是泡沫、藥膏、片劑、藥膜、凝膠、避孕海綿等形式）

．**成功率：**約70％。

．**副作用：**部分女性對外用殺精劑過敏。

．**避孕特性：**化學性。

．**原理機制：**含殺死精子或令精子喪失活力的藥物，如Menfegol、Nonoxynol-9等化學成分。

．**使用方法：**性行爲前10分鐘使用，性行爲時間超過30分鐘需另外補充。

．**備註：**單獨使用外用殺精劑失敗率極高，建議與其他避孕方法，如保險套同時使用。

8．週期避孕法（安全期）

．成功率：約80％。

．副作用：完全無副作用。

．避孕特性：又稱自然避孕法。

．原理機制：避免精子與卵子相逢。

．使用方法：計算出排卵期，避免在排卵期間從事性行爲。

．備註：排卵日期易受情緒等多重因素的影

誘發性排卵（反射性排卵，Reflex ovulation）

駱駝、貓、兔、貂等動物的求偶期較長，透過交配時，子宮頸受到物理性刺激後才會引發排卵，這些來自生殖器官、眼、耳、鼻的神經衝動集中至下視丘，再指揮腦下垂體分泌可引起排卵的LH，促進卵泡成熟和排卵，並形成功能性黃體。人類的排卵雖是自發性、週期性，但也牽涉到神經性，由女性的月經週期會受環境、壓力、情緒影響即可看出端倪，這些因素會影響下視丘功能，進而影響生理週期的規律性，有時甚至會出現額外排卵（在所謂的安全期排卵），在生理週期的任何時間都有可能懷孕，因此，「安全期避孕法」一點都不可靠。

各種避孕方法簡易比較

	成功率	副作用	避孕特性	原理機制	使用方法
保險套	約97%	無	物理性	阻止精卵結合	從事性行為時須全程戴套
避孕藥	約99%	見後續分析	化學性（荷爾蒙法）	抑制卵巢排卵	每天服用
避孕貼片	約99%				以三星期為一週期，每星期同一天換貼片
避孕針	約99%				每月肌肉注射一次
子宮內避孕器	約80%	見後續分析	物理性	殺精子同時干擾受精卵著床	由醫師評估該使用何種避孕器，並由醫師置入
緊急避孕藥（事後避孕藥）	約80%	見後續分析	化學性	改變子宮內膜，干擾受精卵著床	服用高劑量的黃體素（P）
外用殺精劑	約70%	見後續分析	化學性	含殺死精子或令精子喪失活力的藥物	性行為前10分鐘使用，性行為時間超過30分鐘需另外補充
週期避孕法（安全期）	約80%	完全無副作用	又稱自然避孕法	避免精子與卵子相逢	計算出排卵期
結紮法	幾近100%		物理性	切斷輸卵管、輸精管，無精子或卵子結合	手術結紮

響，失敗率極高。

9．結紮法

・**成功率：**幾近100％。

・**副作用：**不可逆。

・**避孕特性：**物理性。

・**原理機制：**切斷輸卵管、輸精管，無精子或卵子結合。

・**使用方法：**手術結紮。

・**備註：**如需要再生育，進行「接回手術」來恢復受孕能力或用試管嬰兒方式完成受孕。男性節育手術不僅簡易且不影響性能力。

無論採用何種避孕法，必須有以下認知：

・沒有100％絕對有效的避孕法，各種不同的避孕法都有其優缺點。

・依照自己的需求與生理狀況，或經由醫師的建議選擇合適的方法，並請正確、確實地執行。

・**目前普通建議採取女性口服避孕藥、男性全程使用保險套的「二合一」，達到更有效的避孕兼防治性病功能。**

・對年輕族群，保險套和避孕藥是較理想的避孕方法，若已育有孩子且不打算再生育，建議使用新型長效性避孕器或進行男性節育手術。

・口服避孕藥和外用避孕藥等等化學性的避孕方法，因使用方法、藥效等因素，仍有一定程度的失敗率。化學性的避孕藥皆屬合成藥物，若在避孕過程中懷孕，精子與受精卵可能都受到藥物的化學刺激或影響，所以化學方式避孕失敗的意外懷孕建議進行人工流產。

・只要是避孕，或多或少都會對生理造成影響，甚或造成不孕。

避孕用品深入介紹

口服避孕藥

口服避孕藥需每天「定時定量」，無法定時或忘了服用，「月經又來了」造成現代女性生活上極大的困擾，是造成國內口服避孕藥的使用率仍然偏低的原因之一，另外一個可能的原因是對於口服避孕藥仍存在舊有的認知：傳統高劑量避孕藥易引發的噁心、嘔吐、頭暈、水腫等副作用。目前市售的口服避孕藥趨勢是以「低劑量成分」爲主流，除了避孕效果仍趨近百分之百，副作用也大幅改善。但無法否

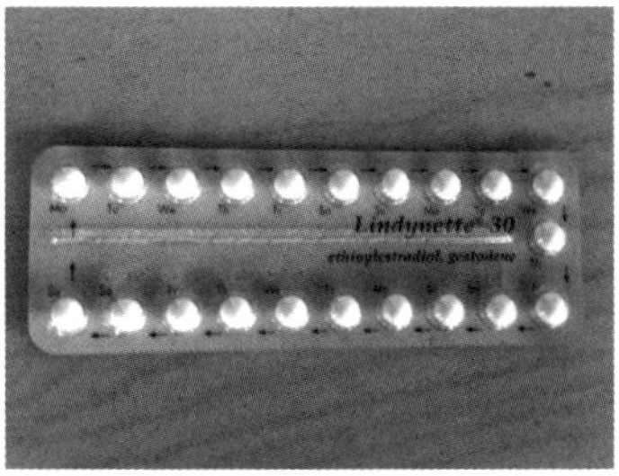

避孕藥

認，即使是成分劑量低，部分女性仍會出現同樣的副作用。

許多醫學專家在評論口服避孕藥的優缺點時，比較常提到口服避孕藥容易造成一些生理上的不適，但往往忽略了生物學的「**用進廢退理論**」，由於避孕藥的作用機制是抑制個體本身女性荷爾蒙軸線的調節與分泌，關係著下視丘、腦下垂體、卵巢等活動（見第15頁圖），然而分泌腺體的活動力最不易受控制也容易生變。

月經的形成是建立在「下視丘→腦下垂體→卵巢→子宮」層層指令的軸線上，週而復始地循環。如果使用口服避孕藥的時間太長，等於讓身體這些器官開始休「無薪假」，雖是暫時性，但時間一久，有可能會造成下視丘、腦下垂

用進廢退理論（Use and Disuse）

生物學「用進廢退」的經典規律：「用則進，不用則退」，經常使用的器官，機能會漸趨發達，不用的機能則趨退化。長期訓練的運動選手肌肉發達、身手矯健，馬拉松選手的心肺功能特強。反觀太空人，長期處於無重力的環境，使得骨骼與肌肉的受力減少，造成骨質流失與肌肉退化無力的情形。

體、卵巢等內分泌腺的部分或全部活動停止運作，導致卵巢排卵機能提早衰退或日後卵巢「罷工」不排卵而造成不孕現象；也可能因長時間服用避孕藥導致子宮內膜變薄或異常出血。因此建議女性朋友在服用口服避孕藥達2年時間之後，必須中斷一陣子（1～2個月），讓生理週期自行恢復正常運作，再進行下一階段的口服避孕藥使用。

此外，有些正值青春期的女孩因爲嚴重青春痘困擾而求助醫師，部分醫師會建議患者服用口服避孕藥。値得注意的是，**青春期女孩生殖系統的生理機能尚未發育成熟，若長期服用避孕藥治療青春痘，恐會擾亂正常的生理現象**，停止服用避孕藥之後可能出現月經不規則甚至月經週期延長。

緊急避孕藥

沒有採用避孕措施、忘記服用避孕藥、或保險套破裂（避孕失敗），「緊急避孕藥」就是此時用來避免懷孕的緊急補救措施。**緊急避孕藥既然屬於「非常時期」的補救用藥，就不能當作常規藥物**——這也是目前面臨的最大問題，緊急避孕藥已被許多人當成常規避孕藥而出現濫用的情況。

緊急避孕藥的成分是「高劑量黃體素」。服用後促使體內黃體素濃度急速升高，因只服用1～2劑，停用後體內黃體素濃度急遽下降而造成子宮內膜不穩定，約在兩天後會產生子宮內膜脫落造成出血現象，讓可能已經受精的卵子無法著床而達到避孕的目的。緊急避孕藥和以前女性因月經延遲而請醫師打「催經針」的意義相似。服用緊急避孕藥所造成的出血現象會打亂原來的月經週期，對月經量與月經週期造成短暫影響是必然的，有時候甚至需要幾個月的時間才能調回規律的月經週期。

緊急避孕藥既然是以高劑量的黃體素作爲一種補救措施，必然干擾個體「下視丘→腦下垂體→卵巢」軸線的內分泌調節。若經常使用，不但會干擾自身的荷爾蒙，導致內分泌失調與經期紊亂，甚至干擾卵巢功能，進而影響排卵，沒有排卵就無法受孕，更有可能因爲經常性地使用緊急避孕藥、導致子宮內膜經常性剝落而變得過薄，造成日後受精卵著床困難而不孕。

雖然使用緊急避孕藥會造成子宮內膜剝落，但並不表示緊急避孕藥可以當成墮胎藥使用。若已經懷孕而想藉服用緊急避孕藥墮胎，那麼，妳可能要失望了，因爲在懷孕時服用緊急避孕藥等同服了安胎劑（黃體素一般又稱助孕素）。人體是奧妙的，同樣的物質，在不同的生理狀況之下，會有完全不同的功能。

殺精劑（Nonoxynol-9）

原作爲化妝品的乳化劑（或稱界面活性劑，見下圖），部分女性對含這類殺精劑的藥物會引起局部燒灼感或過敏，同時這類藥物也會降低陰道內正常乳酸菌數量，造成其他感染性壞菌（如大腸菌）的增生，有時甚至會造成在性行爲後

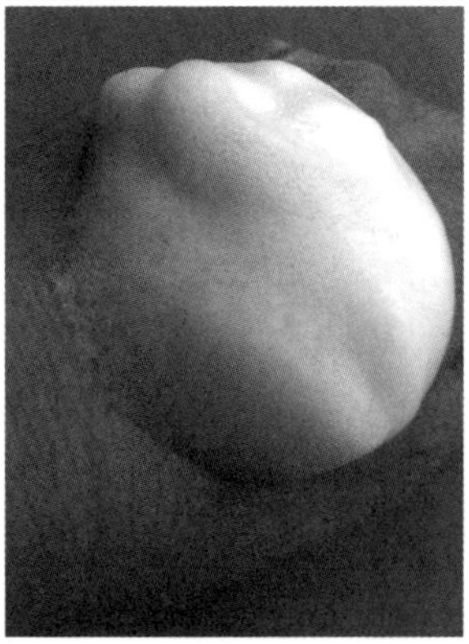

殺精劑

使尿路系統含有大腸菌的菌尿症。由於殺**精劑會刺激陰道，可能造成上皮細胞受損，使病菌進入陰道以致感染子宮**。若子宮經常感染發炎，可能導致子宮沾黏（詳見46頁）而不孕。

子宮內避孕器

人爲置入的子宮內避孕器（見下頁圖）對人體而言是外來的「異物」，既然是異物，就會在體內造成特定的「發炎反應」。子宮內避孕器就是利用此原理製造一個無菌性的「子宮內發炎現象」而達到殺精子的目的，若有受精卵的形成，亦可干擾受精卵著床，達到避孕的效果。

但是裝置避孕器可能提高骨盆腔感染、發炎（子宮、卵巢、輸卵管發炎，都被歸類爲骨盆腔發炎）的風險。因爲子宮

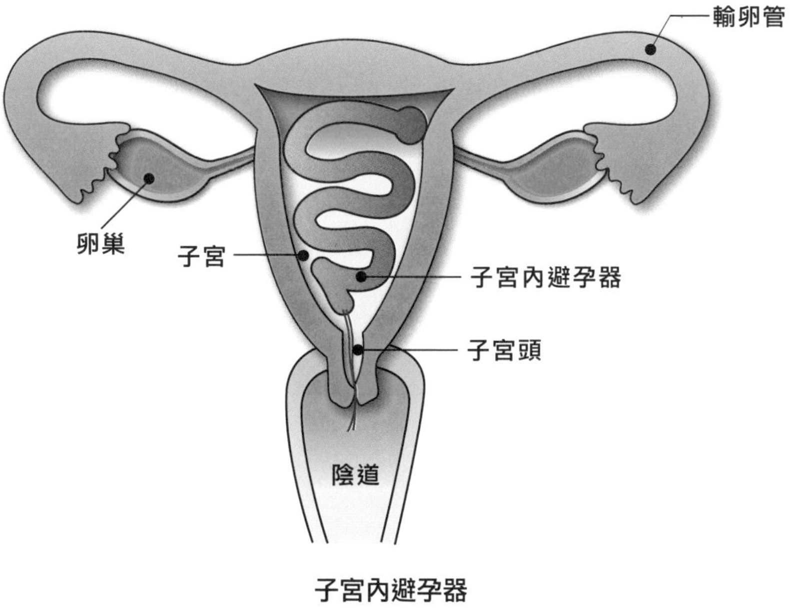

子宮內避孕器

內避孕器的尾線，可能成爲細菌通過子宮頸上行感染子宮的途徑，甚至經子宮到達輸卵管以及兩側的卵巢。若子宮反覆感染、發炎，造成子宮內沾黏，會影響未來受精卵的著床；即使完成著床，也可能導致胚胎的萎縮以致流產、早產，另外，骨盆腔嚴重發炎時會導致輸卵管阻塞，造成精子與卵子無法結合，降低受孕機率，造成不孕症。根據世界衛生組織的資料顯示，骨盆腔發炎造成的不孕的比例，從歐洲某些國家的38％到非洲的64％，是造成女性不孕症的主因。

對於尚未生育的女性，一般建議避免使用子宮內避孕器。

來的不是時候——不當流產與日後不孕

事前預防比事後挽救更具經濟效益，雖然避孕有成功率高低的問題，但總比墮胎好。

當兩人沉浸在愛的世界時，如何有效避孕是雙方的工作，而男性戴保險套、積極主動地避孕是體現疼愛女人的方式之一。不論眼前女性是否可能成爲未來的妻子，如果因不避孕而懷孕，又因墮胎而導致日後不孕，男性須負最大的責任。

女性千萬別輕忽身體的自主權，要或不要，決定權在自己手裡。如果不避孕而從事性行爲，必須有足夠的勇氣且毫無怨言地承擔不預期懷孕的風險，也別責怪男人自私，要怪自己爲何不避孕或不要求男人避孕。更要有所覺醒：如果選擇墮胎，心理的煎熬與恐懼大都落在女性身上。任何形式的墮胎，對女性身心的傷害遠甚於任何一種避孕方法。

許多人自恃青春無敵，體力恢復快，認爲墮胎不會有什麼大問題，殊不知身體受傷後的許多後遺症、副作用，在年輕時或許不容易被發現（或容易被忽略），但是後續的影響卻是久遠的。曾經聽過一個玩笑話：「年輕時你糟蹋身體，年歲增長後身體就糟蹋你」，等年齡稍長，便能領略笑話中隱約透露的眞理。

年輕時的激情並不足以代表一切！男生是，女生是，任何人都是。

許多內外在的問題，都衍生於墮胎之後，生理是，心理是，生活也是。

世人總是期待將「大事化小、小事化無」，隨著口服墮胎藥RU486的發明，為人所詬病的傳統人工流產手術也逐漸式微，但這項發明是否也向民眾導入了一項迷思：有了RU486，即使懷了孕也不必擔心後續墮胎的問題？然而真相真的如傳說般單純而無害嗎？答案是否定的，事情發展永遠出人意料之外，況且RU486亦非萬靈丹。

刮掉它——人工流產手術（又稱月經規則術、子宮刮搔術、真空吸引術）

懷孕了，若不想留下孩子，墮胎成了不避孕或避孕失敗後唯一的解決方式。經常在媒體上看見令人驚嚇度破表的墮胎新聞，如「九月墮胎潮」、「情人節後墮胎潮」……，實在令人難以想像，「集體墮胎現象」竟發生在如此進步的國家，由此可見年輕孩子的性知識、避孕觀念與性開放程度已經到了嚴重失衡的階段，是標準的「思想保守、行為開放，激情有餘、知識不足」，即使是成年人，墮胎率同樣高得讓人令人咋舌。

所謂的人工流產手術（墮胎手術），在懷孕12週以內（最後一次生理期的第一天開始算。懷孕12周以上建議用催生的方式引產，懷孕5～7周可使用真空吸引方式將胚胎吸出），在手術台上先行麻醉後，用器械將子宮頸擴張，利用刮勺伸入子宮內刮除胚胎組織與子宮內膜，完整手術時間包含麻醉藥退甦醒時間。

雖然是簡單的手術，卻潛在許多併發症，併發症的發生與懷孕週數、醫生技術及人工流產的次數有關，包含子宮感染發炎、出血、子宮穿孔（可能會併發子宮發炎、骨盆腔發炎，甚至是輸卵管阻塞等）、子宮頸受傷、麻醉併發症、死亡等嚴重併發症（嚴重併發症發生機會在1％以下）。

手術後子宮可能發生沾黏而導致不孕、子宮頸閉鎖不全可能造成日後流產、將來懷孕發生前置胎盤與植入性胎盤的機會也可能增加。患不孕的機率與執行人工流產手術次數成正比。

後遺症：阿休曼症候群（Asherman's Syndrome）

是墮胎手術後最常見的後遺症。阿休曼症候群是指：子宮內膜基底層受傷，造成子宮腔內沾黏，流產手術是造成此症候群的最大因素（占90％）。接受流產手術越多次，發生阿休曼症候群的機率越高，不孕的機率也會變高。

- **子宮內膜圖解**（見下頁圖）：

子宮腔內襯就是子宮內膜，子宮內膜分兩層，上層（外層）爲功能層，下層（內層）爲基底層。每次月經來潮時，上層的功能層會剝落與經血一併排出，隨著月經結束後再由下層基底層負責功能層的再生，如此週而復始的循環。基底層若受傷，造成子宮腔內沾黏，稱爲「阿休曼症候群」，沾黏會影響子宮內膜功能層的再生程度、影響經血量、嚴重沾黏會造成不孕。

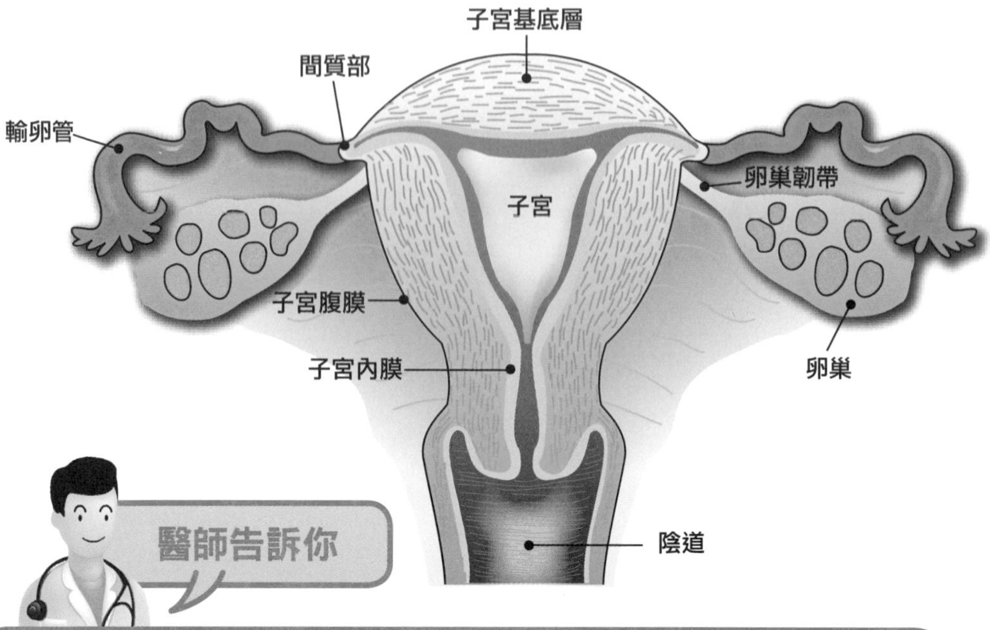

什麼是「沾黏」？

在正常情形下，各器官外部與內腔都覆蓋一層外膜或內襯（內膜，例如，腸胃膜、口腔內膜、子宮內膜……），維持「內、外皆光滑」，讓器官與器官間可自由滑動，內腔也不易有物質卡住停留，也不會黏在一起。如果感染、發炎、內出血、腹腔手術或其他不明原因，因為組織受傷後所啟動的再生機制，導致器官與器官間、內腔的管壁，如同被膠水（可以是組織液或血液）黏在一起（右圖），稱為沾黏（例如腸胃沾黏、子宮腔沾黏、輸卵管沾黏、沾黏性關節囊炎等）。沾黏同時也是導致經痛的主因之一。

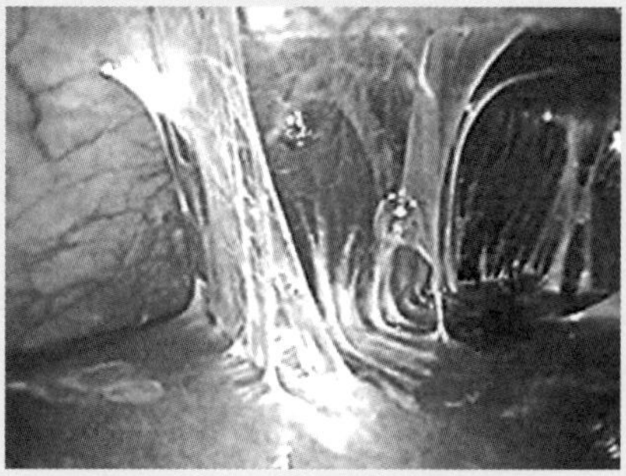
沾黏

•如何自我評估是否患有阿休曼症候群？

若曾子宮感染或施行過墮胎手術，可以根據以下症狀自我評估是否患有此症後群：

1.經血量少：比墮胎或感染之前少，可能因子宮內膜異常，進而影響月經量，大部分的子宮沾黏個案都會有此現象。

2.無月經：當子宮沾黏的程度嚴重，即使受到女性荷爾蒙的刺激，子宮內膜功能層亦無法生成，也無法形成月經；若沾黏的位置靠近子宮頸處，也會造成經血無法流出，甚至逆流至骨盆腔形成子宮內膜異位症。

3.經痛或腹痛：當經血不易排出體外時，可能造成月經逆流或者積存在子宮內導致經痛；程度較嚴重者可能會有長期且持續性的腹痛。

服藥排掉它——口服墮胎藥ＲＵ４８６（美服錠）

對期盼孩子到來的女性而言，懷孕是個好消息，但對不在計畫中的懷孕，無疑是個意外。這個意外，可能來自沒有使用避孕措施或是避孕失敗，口服墮胎藥ＲＵ４８６的發明提供了人工流產手術之外的另一個選擇，採「不侵入」、「較安全」的方式中止懷孕：不必上手術台、不必使用器械刮除子宮內膜是其最大優點，同時避免麻醉的危險。

一旦考慮要使用ＲＵ４８６，就要坦然接受這也是屬於「人工流產」的事實，使用

RU486墮胎就如同手術墮胎，方法雖然不同，但實質意義是一樣的。

RU486本身雖然不具有風險、也沒有很大的副作用，但是因爲必須配合前列腺素使用，會造成子宮劇烈收縮；即使並用前列腺素，也有近**5%墮胎失敗機率**。**一旦服用RU486墮胎失敗，得再一次進行人工流產手術**。

•口服墮胎藥RU486的正確使用流程：

第1天：婦產科門診，經驗尿確定懷孕後，以超音波檢查確認懷孕是在7週內且沒有子宮外孕，在醫師監控下服用RU486並觀察一小時後回家休息（約有50%的婦女隔天開始出血）。

第2～3天（48～72小時）：回診，並當場服用「前列腺素」以誘發子宮收縮，觀察2～3小時，2小時內未見出血，再次服用前列腺素加強子宮收縮，並繼續觀察，經醫師同意後返家休息。

第7～14天：回診並檢查是否完全流產，胚胎組織若未完全排出，須進一步接受手術治療。

•RU486的作用機制：

黃體素（助孕素，Progesterone）是人類生殖生理非常重要的荷爾蒙，作用在子宮內膜上，使腺體增生、內膜肥厚，特別是在懷孕初期的著床與維持正常懷孕（維持子宮內膜）所不可或缺的荷爾蒙。婦女懷孕的安胎動作，就是爲了促進受精卵在子宮內膜的著床安穩。RU486的作用恰恰與安胎相反，其目的在「鬆動」胚胎的著床。

RU486爲強力的黃體素**受體拮抗劑**，其作用是與黃體素競爭子宮內膜的「黃體素受體」（Receptor progesterone），其與受體結合強度爲黃體素的五倍。當RU486的成分美服培

知識即時通

受體拮抗劑（Receptor antagonist）

某種能與受體結合，但不具備內在活性（不具促進細胞活動）的一類物質。

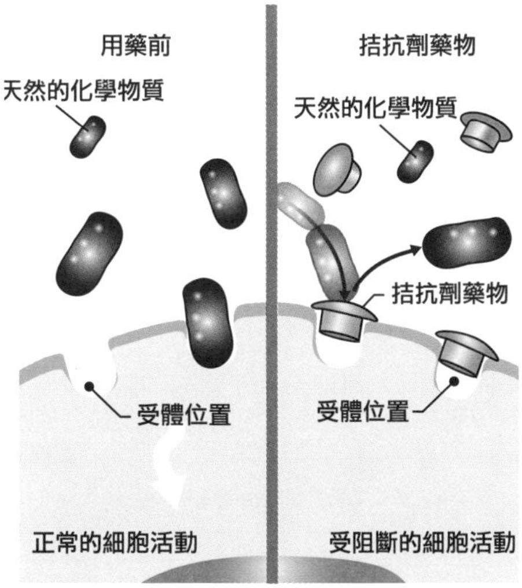

受體拮抗劑（Receptor antagonist）

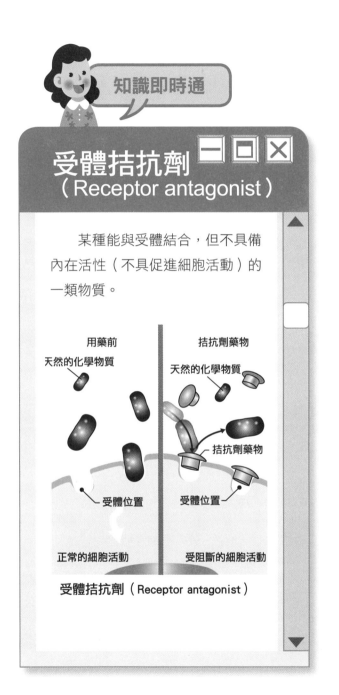

酮（Mifepristone）占據黃體素受體、完全擋住子宮內膜的「黃體素受體」，使得「正宗」的黃體素「不得其門而入」，子宮內膜因缺少黃體素刺激而無法維持生長。

黃體素是讓子宮內膜維持懷孕狀態所必需的荷爾蒙，一旦黃體素受體被RU486阻斷，黃體素的功能與相關生理活動因

墮胎方式之比較

比較項目	人工流產手術（墮胎手術）	口服墮胎藥RU486
就診次數	較少	較多
麻醉	需要	合格婦產科醫師處方藥（附註1）
出血量與出血時間	少且短	較多較長（附註2）
墮胎成功率	～99%	～95%
可能的副作用（短期）	麻醉的危險性、子宮穿孔、骨盆腔發炎、不完全流產等等。	疼痛、噁心、嘔吐、不完全流產等等。
可能的副作用（長期）	子宮腔沾黏與不孕（附註3）	附註4

附註

1. 口服墮胎藥為處方藥，衛生署將其列為第四級管理藥品管制，需在婦產科醫師監控下使用，同時須依照醫師指示，定期回診。
2. 伴隨著腹部痙攣，如同月經來臨，經血量比平常多，天數亦較長，約有2%的人會有較大量的出血。
3. 子宮腔沾黏會影響受精卵著床（找不到適當的著床位置）；即使完成著床，也可能因內膜層不足以支撐胚胎生長，導致胚胎萎縮甚至流產、早產。另外，若沾黏的位置阻礙了子宮與輸卵管的通暢，將造成精子與卵子難以結合，降低受孕機率，造成不孕症。
4. 由於需搭配前列腺素使用，詳見後面敘述。

此被切斷，子宮內膜無法獲得黃體素的支撐而被破壞、崩解，以致已經著床的胚胎開始剝離，胚胎無法維持，進而促使子宮頸張開、子宮收縮，將懷孕組織排出體外，如此，懷孕就被中止。

此外，RU486也具有促進子宮收縮的作用，但不夠強烈，若單獨服用RU486（200 mg×3），流產的成功率僅80％，必須加上具有強烈子宮收縮作用的前列腺素製劑，才能將胚體完全排出體外。配合適量的前列腺素，可以達到95％以上的成功率。整個流產過程，前列腺素扮演著舉足輕重的角色，也是使用RU486完全流產成功與否的關鍵因素。

在服用RU486的48小時後，無論是否已經出血，都必須遵照醫師的指示，服用適當劑量的前列腺素，以確保將胚體完全排出體外，達到完全流產的目的。期間若有嚴重的腹部痙攣或大出血，請立即返回醫院檢查，以免因過度失血而危及生命。

- **口服墮胎藥RU486墮胎失敗的可能跡象：**

口服墮胎藥是爲中止懷孕，將胚胎與子宮內膜同時排出體外。服藥後必定出血，出血量與出血天數會隨著懷孕天數的增加而上升，約70％的使用者出血天數少於9天、20％的使用者出血超過2周、7％的使用者出血時間超過一個月。胚胎可能會在服藥後隔日排出，殘餘組織則會在接下來的幾天排出，出血量在服用前列腺素當天較多，之後出血量會逐漸減少。嚴重出血（每小時出血量超過兩塊衛生棉）如超過2周，嚴重者可能導致貧血或骨盆腔感染引致敗血症。其中部分出血過久是因胚胎組織殘留、流產失敗，必須再經手術治療。

• **RU486的注意事項：**

1. 服用RU486後可能會有暈眩、噁心、嘔吐、腹痛、腹瀉等症狀。腹痛的情況可能比平日的月經稍痛，出血量比正常月經量稍多。
2. 懷孕若超過7周服用RU486，可能導致不完全流產，必須再動手術，若不完全流產未處理，可能造成嚴重出血、陰道炎、骨盆腔炎。
3. 千萬別嘗試從黑市管道購買RU486（劑量僅正常的四分之一），因爲RU486完全流產成功的關鍵因素必須倚靠使用「前列腺素」，更取決於前列腺素的劑量（並非只取決於RU486的劑量），而前列腺素亦爲醫師處方用藥。若因私自服用RU486導致墮胎不完全，將嚴重流血不止而危及生命安全！

RU486本身雖然並沒有明顯的副作用，但絕非萬靈丹（如果是「**子宮外孕**」即無中止效果），由於需要配合前列腺素使用，而前列腺素會引起平滑肌、血管收縮同時有降血壓的作用，因此潛藏有心臟血管疾患的人並不適合服用。另外，對內含物會產生過敏、長期使用類固醇類治療、有出血性疾病、正在使用抗凝血劑治療的人，並不適合使用RU486，請與醫師溝通了解自己是否可服用。

任何形式的墮胎都會有後遺症。曾有女性連續幾次懷孕都服用RU486墮胎，婚後卻遲遲無法受孕，經檢查後發現兩側的輸卵管都已阻塞，這可能是子宮內膜長期受損所引起的後遺症，也呼應了前面所言，墮胎次數越多導致不孕的機率越高，任何形式的墮胎都可能增加未來不孕的風險，且對身心有莫大影響，千萬別因爲RU486的出現而有恃無恐。

醫學並非宗教，但醫學也講前因後果，種什麼因、得什麼果，現代人不孕的狀況越來越普遍，追根究底是年輕時因墮胎而導致的後遺症。

至於墮胎有沒有所謂的「安全次數」？答案是未定數。

有人即使經過多次墮胎，依然可以順利懷孕，而有人只墮胎一次，卻因此導致終身不孕。

什麼是「子宮外孕」？

正常的懷孕，是指從卵巢排出的卵子在輸卵管受精後，經由輸卵管的纖毛動作將受精的胚胎送到子宮腔內著床，並在其中發育成長。如果胚胎在子宮腔以外的地方著床及發育，都稱為「子宮外孕」，正確醫學名稱是「異位妊娠」（受精卵沒有待在已經舖好的子宮內膜上，偏要待在以外

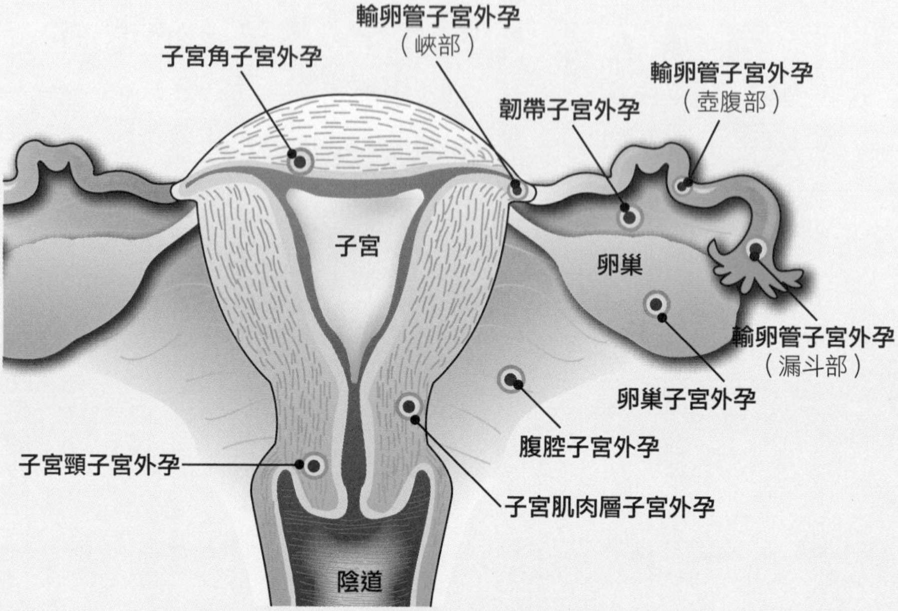

各種位置的子宮外孕

的地方。）。子宮外孕（見上圖）最常見的部位在「輸卵管」，機率高達97%，其他3%則發生在子宮角、卵巢、腹腔等其他部位，或經過子宮往下掉到「子宮頸」的位置才著床。

受精卵不正常地著床在這些子宮外的組織，這些組織雖受黃體素的影響但不至於剝落出血（每個月月經來潮，只有子宮內膜脫落），因此**RU486對錯誤的著床無法發揮「中止懷孕」的作用，意即RU486對子宮外孕無效。**以機率最高的輸卵管子宮外孕為例，輸卵管管壁是由黏膜層、肌層和漿膜三層所組成。受精卵附著在黏膜層上，而此黏膜組織型態會稍受黃體素的影響，但並不會受黃體素影響而增生或脫落。

Chapter 3

請許我一個寶貝——懷孕失敗、不孕症與輔助生育技術

孕前問題一籮筐——遺傳諮詢與孕前生活規劃

現代人購買商業保險是爲了風險管理，是積極面對未來的預防性措施。對越來越晚婚的現代男女而言，婚前健康檢查或懷孕規劃的目的雖不盡相同於商業保險，但也不失爲「風險管理」措施，藉由健康檢查，不僅可以得知當前的生理狀況是否適合孕育寶寶，更能在孕育生命之前提早得知某些隱性遺傳性疾病，或者能讓特定疾病在懷孕初期得以及早發現，對即將迎接新生命來臨的準爸媽而言，不失爲重要的前哨站。

身心都要備妥

要當爸媽，你/妳準備好了嗎？不論是自然懷孕或是需要人工生殖的協助，稱職爸媽的條件之一是性格成熟。心理學也證實，心智較成熟，除了較適合生養子女，對未來孩子的身心發展也會有重要的影響。

如果在懷孕前，準媽媽對自己目前的生理狀況，如循環、代謝、呼吸等等各系統的了解越多，對未來的孕期越能有所掌控。沒有人是百分之百健康，每個個體或多或少都可找到生理上或基因上的小問題。

生理問題是輕是重，並不全是根據是否已經出現的異常加以判定，因爲有些更嚴重、尚未現身的疾病是隱藏在遺傳物質（DNA）裡，可能在下一代才發生。輕與重的判別也不是依據當下所見，例如，有些疾病是在出生之後便已經能以肉眼觀察到，雖然明顯但並不嚴重（例如唇顎裂），而有些疾病卻必須經過時間的累積才逐漸顯現其症狀（例如代謝型疾病：黏多醣寶寶）。另外，在醫學所歸類的「遺傳性疾病」中，有些隱性遺傳疾病的嚴重性更甚於顯性遺傳疾病，隱性遺傳疾病是生育時最大的隱憂。

因此，在懷孕前可以考慮做一次較全面性的身體與遺傳疾病檢查，除了了解目前各個生理系統的狀況，同時也有助於雙方對彼此健康的了解，尤其是男女任何一方的父親或母親若已經患有特定的遺傳疾病（特別是有遺傳病家族史），可與醫師討論自己是否有獲得遺傳的可能性早進行保健規劃。

在此請讀者記住一個最重要的生物醫學觀念：**個體所有生理功能的運作、調節都是以「生存」為依歸，外觀不是最重要的考量。**

孕前需要注意的小細節——
別忽略日常生活型態（肥胖、菸、酒、壓力……）與不孕的關係

正常的女性，不管是否曾經懷孕過，想要確實得知現階段的生育能力其實有其困難度，因為即使檢查確認生殖器官的結構與功能、荷爾蒙分泌都正常，也無法確保擁有正常的生育力。更何況不孕的機率男女雖約各占40％，還有20％屬無法預測的不孕。若想提高懷孕的機率，建

議可以從日常生活型態著手，提早做孕前準備。這些從不孕患者身上所收集到的資料，從歸納、到分析因果關係，雖然不是絕對因素，但醫學統計自有其參考價值：

1．肥胖

現代人的飲食、不正常的生活型態都是體重增加的原因。對女性而言，肥胖不僅是生理負擔，也是影響生育力的重要因素。一項美國大型研究顯示，育齡婦女的ＢＭＩ值越高，排卵越不正常，不孕機率越高。

根據研究統計顯示，即使是一般女性，體內雄性激素與ＢＭＩ成正比（正常女性體內亦有少量的雄性激素），因此**肥胖會增加血液中雄性激素的濃度，女性體內雄性激素一旦失衡，會干擾神經內分泌系統及卵巢的排卵的功能，自然就會影響生育能力**。

因此，如果計畫懷孕的女性體重過重，建議尋求專業營養師的協助，藉由健康的飲食方式調整體重，切勿自行服用減肥藥，因爲減肥藥可能導致內分泌更加混亂，甚至造成月經不規則、不排卵。相對於肥胖，過度節食所造成的營養不均衡也會影響懷孕機率。

2．酒精

女性長期喝酒過量會使月經失調、閉經，甚至令卵子產生變異，導致受孕後的胚胎變異、出現畸形。男性長期喝酒過量不僅會影響性功能、對精子的數量和質量產生危害，還可能危及後代。過量酒精可能損傷精子，受到損傷的精子如果使卵子受精，將影響胚胎在子宮內的發育，引起流產或導致畸形。

3．抽菸

抽菸可能會使卵巢提早衰竭、卵子的品質下降，更可能造成卵子的染色體變異，這些都是造成女性不孕症的原因。男性抽菸和喝酒也會危害精子的數量和質量，對精液濃度、精子活動力以及型態，都有不良影響。至於男性抽菸是否會導致不孕？各種數據顯示會造成不良影響，但目前的研究結果還無法下定論。

4．壓力

健康的生殖系統與平衡的內分泌系統是女性能否順利懷孕的通行證。如果以簡單的方式描述女性荷爾蒙的分泌回饋控制機制，順序是：①大腦皮質（神經內分泌）→②控制下視丘→③控制腦下垂體前葉→④控制卵巢→⑤控制排卵與分泌雌激素→⑥雌激素則促進子宮內膜生長（見15頁圖）。這些步驟是連鎖反應，一步錯、步步錯。

對於準備懷孕的女性，當環境改變、工作與生活壓力等等造成緊張、焦慮、失眠等情緒反應，便會影響①大腦皮質傳遞錯誤訊號→②使下視丘的「促性腺刺激素」下降→③造成腦下垂體前葉的「濾泡刺激素」（ＦＳＨ）分泌不足→④導致卵巢的濾泡發育不良而影響排卵→⑤卵巢分泌的「雌激素」和「黃體素」也不足→⑥影響到子宮內膜的生長。

反映在生理上就成了月經紊亂，甚至變成無月經、不排卵，在這種情況下，自然無法懷孕。

當造成混亂的壓力一旦減輕或消失，大腦皮質就會釋放正確訊號而產生足量的「促性腺刺激素」，讓接下來所有的控制機制都回復到正常狀態，才有可能懷孕。因此，想懷孕，先減壓。

至於男性，若長時間處於高壓之下，不僅影響性能力，對精液量、精子數目和活動力都有負面的影響。總之，壓力不僅容易造成女性懷孕困難，在某種程度上也影響了男性精子的表現。

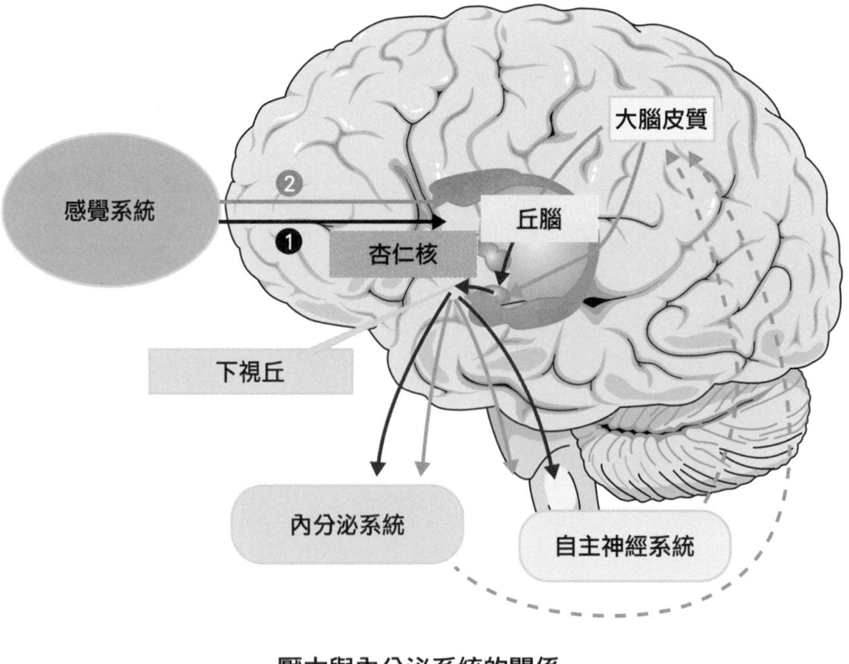

壓力與內分泌系統的關係

5．交互影響

如果女性同時面對壓力、肥胖需減肥、抽煙、喝酒等狀況，各因素會產生交互影響，每多一項因素比單一因素要嚴重得多，因爲這些因素會交互放大作用。

不孕的原因是複雜的，不僅可能發生在生殖系統結構性或功能性障礙，更有精神層次的原因。因此，若經過詳細檢查且已經排除生理上的障礙，也不必急著做人工生殖，先調整生活型態至比較健康的狀態（包含工作、飲食、睡眠、休閒、運動等），經過一段時間的放鬆之後，或許就能很快懷孕。

還能生育嗎？——不孕的檢查與處置

「不孕症」會不會遺傳？

在人工生殖醫學尚未出現的年代，這是我們上遺傳學時的一個笑話（既然無法生育，自然沒有遺傳給下一代的問題），一個非常實際卻又極其殘忍的笑話。

事實上，目前所謂的「不孕症」，無論是屬於先天的或後天的不孕症，基本上都沒有「會不會遺傳」的問題：倘若屬於「先天不孕」（染色體、基因缺陷或分子生物學層次的「先天不孕症」），因爲不會有子代，所以不會有遺傳的問題，除非是少精症患者經由人工生殖單精子注射術的協助生下男孩，此男孩可能會遺傳到相同的「不孕症」。若是屬於「後天不孕」，透過先進的醫學治療或藉由人工生殖科技的協助，依然能夠擁有孩子，而這些後天因素並不會傳給子代，所以也不會有遺傳的問題。

人體不僅複雜且奧妙，造成兩性不孕的原因同樣多樣且複雜，包含個體的遺傳、年齡、生理狀態、生活型態、外在環境等因素，都有可能導致不孕，存在的各種因素也可能交互影響，使得不孕問題更加錯綜複雜，造成不孕的因素，可說來自四面八方、無所不在。

不孕症新知AMH

不孕症的婦女需要評估卵巢功能，一般臨床評估的方式有三種：

1、刺激試驗：比較服用藥物前、後血液中FSH濃度即可判斷卵巢功能的好壞。

2、在月經第3～5天抽血評估FSH、E2及抑制素B（Inhibin-B）的濃度以評估卵巢功能。

3、在月經早期利用陰道超音波計算卵巢中濾泡的數目。

由於以上這三種方法都必須配合月經週期，處置上較不方便也曠日廢時。

目前有一種新的血液檢測指標——抗穆勒氏管荷爾蒙（Anti-Mullerian Hormone，AMH），AMH是由卵巢小濾泡所分泌，小濾泡的多寡代表仍儲存於成熟卵巢中所含卵子的數目，只要測量血液中AMH的濃度，即能精準反應庫存卵子的數目，檢測的準確性比上述三種更高。

AMH濃度檢測的原理在於科學家發現只有卵巢會分泌AMH，女性在幼兒時期血液中的AMH濃度幾乎是零，青春期後AMH趨於穩定，隨著年齡的增長，AMH即開始下降，直到卵巢內卵子耗盡為止。

AMH濃度檢測用來評估卵巢功能不僅方便且不受月經週期影響，對臨床有極大的幫助，尤其適用於做試管嬰兒的婦女：AMH濃度越高，表示卵巢中庫存卵子數目越多，代表以排卵藥物刺激後可以取得的卵子越多，成功率也越高。

平心靜氣面對不孕症

在「不孕症」越來越普遍的今日，「不孕症」該被視爲一種疾病？還是一種綜合性的生理現象？在醫學上，普遍認同**「不孕症」是由各種疾病所引起的「生理現象」，不被視為疾病，唯有「先天不孕症」才被視為疾病**。

不孕既不是疾病，更非自己所願，有這些症狀者切勿頹廢沮喪，因爲大部分不孕的原因是身體的功能障礙所引起的，這種障礙就如同其他生理功能障礙（呼吸、心跳、骨骼、肌肉、腸胃蠕動等種種不順暢的生理障礙）一樣自然。

由於不孕症在目前社會的價值觀中，是屬於較難以啓齒的個人隱私，容易帶來心理壓力，彷彿得了不孕症就代表自己不再是完整女人或有損男性雄風，這些都不是正確的觀念。即使得了不孕症，女人還是女人、男人還是男人，既無損女人味、更無關男人的性能力。碰到這種情況，只要願意開誠布公並積極尋求醫師等專業人員的協助、按部就班地接受完整的醫療照護，都有很大的機會挽回。

面對不孕更重要的態度是，在不孕症的議題上，男女雙方是各自站在天平的一端，需要付出對等責任，沒有孰輕孰重的問題，因爲造成不孕的原因，有來自女性、男性、男女雙方、免疫因素、多重因素、以及不明原因的特發性因素。因此，在面對不孕症時，若能預先做足心理、生理、經濟各方面的準備，雙方同心協力共同面對問題，彼此信賴、關懷，無論最終結果如何，至少努力過了。

不孕症臨床基本評估表

<table>
<tr><th colspan="2">女性</th><th colspan="2">男性</th></tr>
<tr><td rowspan="2">排卵功能檢測</td><td rowspan="2">月經是否正常
1. 基礎體溫（BBT）
2. 相關荷爾蒙功能檢查（例如血清LH、FSH、PRL、E2、T、T3、T4、雄性荷爾蒙等）
3. 卵巢是否病變（囊腫或巧克力囊腫）</td><td>環境或生活習慣</td><td>適當修正</td></tr>
<tr><td>精液分析</td><td>1. 精液顏色
2. 精子活動力
3. 精子數量（每c.c.大於2000萬）
4. 精子是否畸形</td></tr>
<tr><td>輸卵管檢測</td><td>評估輸卵管是否暢通、阻塞或沾黏等</td><td rowspan="2">泌尿道檢查</td><td rowspan="2">必要時至泌尿科治療</td></tr>
<tr><td>子宮檢測</td><td>評估子宮腔是否有異常，例如肌瘤、子宮沾黏或子宮中隔等</td></tr>
</table>

不孕原因分析表

性別	生理障礙	機率（%）
女性	排卵障礙	27%
	不明原因	17%
	子宮內膜異位	5%
	輸卵管阻塞	22%
	其他	4%
	習慣性流產	1%
男性	精子少或無精症、抗精子抗體、精子活動力差、畸形	25%

男士優先（Gentleman first）

在很多情況下，「Lady first，女士優先」是一種風度的展現。不孕的檢查如果可以「Gentleman first，男士優先」，這才是眞正風度的展現。

遇到不孕症問題，患者去看醫生之前，大都會有個想法，到底需要做哪些檢查？平心而論，不孕症的檢查項目不少，但並不是每一位患者都得做完所有檢查才能夠完整評估。一般而言，目標是找出是否有特定的原因造成病患不孕。不過，不孕症最基本的評估一定會包括：精液的檢查、卵巢功能檢查，因爲男性與女性所造成的不孕機率約各占40％，其餘屬較複雜原因或不明原因的不孕。

在傳統觀念的影響下，大部分不孕的夫婦通常是女性先接受檢查，等檢查結果一切都正常時，才會讓男性檢查。這種檢查順序毫無效率可言，因爲相對於女性曠日費時的檢查（爲期一個生理週期與複雜的檢查項目），男性精液檢查（禁慾3天，取精，檢查精子的數量與活動力）相對簡單也容易許多，**先排除男性不孕的可能之後，再讓女性接受檢查是比較經濟的**，所以合理的情況應由男性開始檢查。

另外，不少女性都是在長時間無法自然懷孕之後，才驚覺自己可能患上不孕症，於是急忙找不孕症中心開始積極檢查。如果夠細心，其實女性不孕是有許多蛛絲馬跡可以追尋，例如：是否曾經墮胎、骨盆腔感染、月經週期不正常、經痛、月經前後各種不適症狀、腹痛、分泌物異常、異常泌乳（泌乳激素過高導致未懷孕卻有乳汁分泌）等等，若能詳盡地記錄，自己心裡

多囊性卵巢症（囊腫）——最常見的女性不排卵原因

所謂多囊性卵巢症，即做超音波檢查時會發現患者兩側卵巢平均各含有十個以上、內含卵子、直徑約2～8mm的小囊，這種有多個小囊存在的卵巢，臨床稱為「多囊性卵巢症」。

這些小囊主要會分泌雄性荷爾蒙進入血液中，女性體內雄性荷爾蒙的增加會導致濾泡（卵泡）無法成熟、無法排卵，讓這些本應該成熟的濾泡還是以小囊的型式存在於卵巢內，惡性循環、積少成多，故稱之多囊性卵巢。

具有多囊性卵巢者不一定有症狀出現，有症狀發生時才稱為多囊性卵巢症，這些症狀包含：月經不規則（月經少發生或無月經）、不孕、流產、肥胖、長青春痘等症狀，甚至臉上、胸前、手臂出現多毛異狀。

多囊性卵巢症在育齡婦女是一種發生率極高（3～5%）的疾病，也是導致女性不排卵常見的原因，發生率與遺傳基因異常有關，生活型態（特別是飲食）也會影響此疾病表現的程度。因此，患有這種疾病的婦女，改變生活型態、維持理想體重（BMI小於24）極為重要。此疾病所引起的不孕，醫學上雖已能克服，但從根本上預防此疾病的發生，醫界仍在努力。

也容易有答案，如果必須尋求人工生殖技術的協助，這些紀錄也能協助醫師盡速找出原因、加以處置。

懷孕的正常過程與異常因素

正常懷孕的過程一定是透過以下步驟逐一完成的：

①健康的精子＋健康的卵子→②精子通過子宮頸、子宮腔與卵子在輸卵管相遇→③在輸卵管結合成受精卵→④受精卵移動至子宮順利著床→⑤胚胎發育並長成胎兒。

健康的精子、女性生殖系統的健康的卵巢（卵子）、輸卵管與子宮，缺一不可，任何一個環節出問題，就有可能使受孕機孕降低、甚至不孕或流產。

步驟①

1. 正常的精子

- **正常：**數量正常
  活動力強
  外型正常
  有穿透卵子能力
  正常射精

- **異常：**數量不足

活動力低

外型異常（畸形）

無精症、染色體異常

無法正常射精

- **可能異常的原因：**壓力、性功能障礙、先天性異常（荷爾蒙異常）。

2. 正常的卵子

- **正常：**每個月排一顆健康的卵子
- **異常：**無排卵

排卵次數少

排卵障礙

染色體異常

- **可能異常的原因：**內分泌異常、年齡。

步驟② 精子通過子宮頸

- **正常：**排卵日前後子宮頸入口處充滿水樣透明的液體，使精子順利通過子宮腔、到達輸卵管。

●**異常：**

1. 子宮頸炎

●**可能的原因：**子宮頸爲生殖道的入口，若微生物感染，可能導致骨盆腔發炎，影響精蟲的游動能力。

●**解決方式：**視發炎狀況給予抗生素、消炎藥物，或局部治療。

2. 免疫不孕症

●**可能的原因：**精子接觸子宮頸黏液後，很快被凝集而失去活力，因而無法游至子宮、輸卵管。

3. 藥物影響造成子宮頸黏液不足。

步驟③ 精子與卵子在輸卵管結合成受精卵

●**異常：**

1. 精子無法接觸卵子

●**可能的原因：**輸卵管阻塞、子宮黏連。

2. 直接在輸卵管著床

●**可能的原因：**輸卵管部分阻塞或外部黏連致受精卵轉動不易。

●**解決方式：**稱爲子宮外孕。手術移除。

步驟④ 受精卵順利移至子宮內膜著床

• **異常：**

1. 子宮腔沾黏無法順利著床

• **可能的原因：**常見於子宮手術感染，或其他因素導致子宮感染發炎，沾黏導致空間變小，胚胎在子宮著床的機率也會相對減低。

• **解決方式：**找到沾黏的位置，利用電燒手術將沾黏的部分燒除，術後置入子宮內避孕器撐開，防止再度沾黏。或使用雌激素使內膜增生，將原沾粘位置分開後包覆避免再次沾黏。

2. 子宮肌腺症（瘤）

• **可能的原因：子宮內膜異位**症侵入子宮肌肉層所造成的一種病變。

• **解決方式：**目前唯一有效的治療就是以藥物的控制阻止持續惡化。

3. 子宮息肉（內膜增生）、**子宮肌瘤**（肌肉層）

• **可能的原因：**占據子宮空間、影響著床、流產早產率增加。

• **解決方式：**燒除息肉或手術移除肌瘤

4. 子宮壁太薄（黃體素功能不全所引起），易引起不孕與早期流產。

• **可能的原因：**子宮內膜沒有長至正常的厚度，無法接納受精卵植入，不僅著床的機率降低亦無法供給胚胎足夠營養。

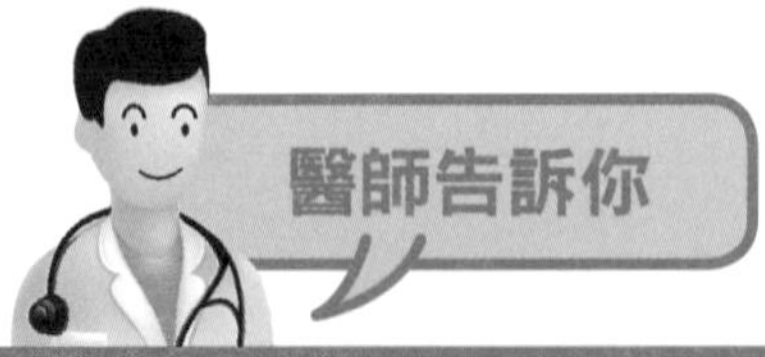

什麼是「子宮內膜異位症」？

所謂子宮內膜異位症，是指每個月應該隨著經血排出體外的子宮內膜細胞，去了不該去的位置（異位）：若經血逆流經輸卵管（亦可能導致輸卵管阻塞）到骨盆腔而存活下來，就形成子宮內膜異位症，子宮內膜細胞若附著在卵巢上，則變成所謂的卵巢巧克力囊腫，若此異位是發生在子宮肌肉層裡就稱為肌腺症。子宮肌腺症與卵巢巧克力囊腫，本質上都是子宮內膜異位症，只是在不同的位置、造成不同的病變而有不同的名稱。子宮肌層是血管密集、可提供滋養之處，子宮內膜細胞再生能力又非常強大，導致子宮肌肉組織因持續不斷地遭受子宮內膜的生長刺激而形成纖維化病變組織，這些纖維化（硬化）的腫塊逐漸取代了原本正常的子宮肌肉組織，便形成子宮肌腺症，之後更可能因擴大集結形成子宮肌腺瘤。

什麼是「子宮肌瘤」？

子宮肌瘤是子宮肌肉層的某些細胞受到外在刺激或是遺傳因素而造成細胞良性的快速生長。當肌瘤出現在子宮黏膜下的肌肉層，往往會影響到子宮腔的容量，若生長在靠近輸卵管處將會擠壓到輸卵管，阻礙卵子、精子的結合，容易造成不孕的情況。若肌瘤長在較外層，突出於骨盆腔中，可能壓迫到膀胱造成頻尿，或是壓迫到腸道，造成排便不順。常引起不孕的子宮肌瘤為黏膜下肌瘤，擠壓到子宮腔的容量，容易造成不孕症或是早期流產。

5. 子宮結構異常

• 可能的原因： a. 後天異常：因進行子宮手術而改變子宮結構。

b. 先天異常：例如雙子宮、雙角子宮與縱膈子宮，尤其縱膈子宮對不孕的影響是不容易著床（血液供應不良），即便著床也容易失敗，造成流產。

• 解決方式： 需將縱膈切除。

步驟⑤　著床

• 正常： 胚胎順利發育與生長

• 異常： 免疫問題

男性除了提供精子之外，幾乎整個受孕過程都發生在女性身上，因此在不孕的議題上，女性在生理與心理上皆承擔了較重的責任。

懷孕的正常過程與異常因素

正常受孕步驟		異常	可能異常的原因
步驟1	男性的精子數量正常、活動力強、外型正常、有穿透卵子能力、正常射精	數量不足、活動力低、外型畸形、無精症、染色體異常、無法正常射精	壓力、性功能障礙
	女性每個月排一顆健康的卵子	無排卵、排卵稀少、排卵障礙、染色體異常	內分泌異常、年齡
步驟2	排卵日前後子宮頸處充滿水狀透明的液體，助精子順利到達輸卵管	子宮頸炎	感染導致骨盆腔發炎，影響精蟲的游動能力
		免疫不孕症	精子接觸子宮頸黏液很快被凝集而失去活力
步驟3	在輸卵管結合成受精卵	精子無法接觸卵子	輸卵管阻塞
		直接在輸卵管著床，稱子宮外孕	
步驟4	受精卵順利移至子宮內膜著床	子宮腔沾黏，無法順利著床	常見於子宮感染或發炎，沾黏導致空間變小，著床的機率相對減低
		子宮肌腺症（瘤），無法順利著床	子宮內膜異位症侵入子宮肌肉層所造成的病變
		子宮息肉（內膜增生）、 子宮肌瘤（肌肉層）	佔據子宮空間、影響著床，流產早產率增加

正常受孕步驟		異常	可能異常的原因
步驟 4	受精卵順利移至子宮內膜著床	子宮壁太薄，易引起不孕與早期流產	子宮內膜沒有足夠厚度，著床的機率降低，亦無法供給胚胎足夠營養
		子宮結構異常	後天異常：因手術而改變子宮結構
			先天異常：例如雙子宮，受精卵不容易著床，即便著床也容易造成流產
步驟 5	胚胎順利發育與生長	流產	可能為免疫因素

都是免疫惹的禍？——免疫不孕症與習慣性流產

造成不孕的原因很多，除了可能是比較容易發現的生理結構與功能的異常之外，目前科學家也發現，免疫系統也參了一腳，稱「免疫不孕症」。人體的免疫系統為何與不孕或習慣性流產扯上關係？這得從頭說起。

免疫系統最重要的工作，就是辨識「自我／非我」（Self/Non-self，非我通常是指外來物，如病毒、細菌等），並將外來物撲殺、殲滅或排除。免疫系統對外來物作戰的方式有：

①**武器**——體液免疫反應：含抗體（免疫球蛋白）、干擾素（對抗病毒）等等。

②**戰士**——細胞免疫反應：包含自然殺手細胞、巨噬細胞、中性球及嗜酸性球等等。正常情況下，為消除威脅，免疫戰爭是一場你死我活的殊死戰，不達目的決不罷休。

在免疫不孕症或習慣性流產的情況裡，男性或女性體內的免疫系統可能將精子、卵子或已著床的胚胎當成「外來物」，因而產生排除現象，這些情況類似自體免疫疾病的「紅斑性狼瘡」與器官移植所產生的「排斥現象」。

免疫不孕症（不明原因的不孕症）

在早期不孕症的臨床治療中，如果沒有發現與生殖系統有關的組織受損或功能障礙，一般都將之稱爲「不明原因的不孕症」，主因是無法將其確實歸類是屬於生殖系統哪一部分出了問題。隨著生殖免疫學的進展，研究人員發現，**不孕症中有多數是免疫功能出現紊亂所引起**，因此有了「免疫性不孕」理論。目前與生殖有關的免疫性不孕症，通常是指由生殖系統所引起自體免疫（男性自體免疫或女性自體免疫）或同種免疫（女性抗男性精子）而導致的不孕：

1．男性自體免疫（男性抗精子抗體Anti-sperm antibody of men）

意指男性自己的免疫系統對抗自己所產生的精子。

正常情況下，由於有「血—睪屏障」（Blood-testis barrier，將精子與精液封閉起來，與其他組織互不往來）與生殖系統黏膜上皮組織的阻擋，精子與男性自身的免疫系統並不接觸，身體免疫系統也「不認識」精子。但若生殖器官受到感染發炎（如睪丸炎、附睪炎、前列腺炎等）、外傷或開刀，均可能使得前述的保護屏障受到破壞，導致精子與身體免疫系統發生接觸，已經建構成熟的免疫系統長久以來首次接觸精子，認定精子爲外來物而發生免疫反應。此免疫反應一方面產生體液免疫反應——抗精子抗體（武器），抗體攻擊精子，導致精子品質下降，

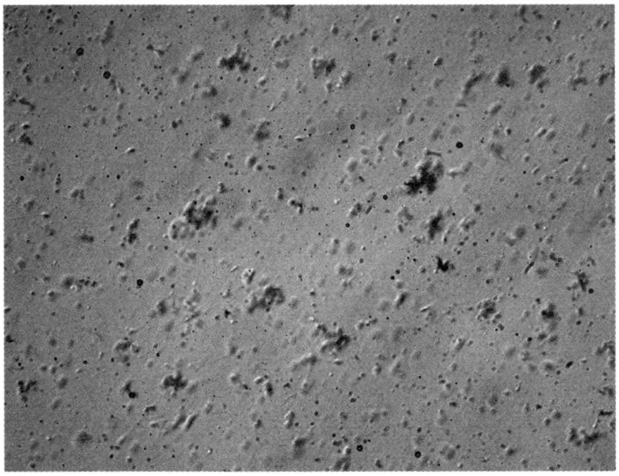

抗精子抗體

另一方面免疫細胞（戰士）可能進入睪丸及附睪，引起細胞免疫反應，免疫細胞將損害睪丸及附睪組織，導致生產製造精子的功能減弱，最終成爲無精症或精子稀少症，導致男性免疫性不孕。

2．女性自體免疫（女性抗卵子抗體Anti-oocyte antibody of women）

意指女性自己的免疫系統對抗自己所產生的卵子。

這是由女性生殖器官炎症或損傷所引起的自體免疫反應。可能有以下抗體：

抗卵巢抗體：可直接破壞各級卵泡，還可降低卵巢對促卵泡激素（ＦＳＨ）的敏感性，使卵巢無法接受促性腺激素的刺激訊息而退化衰竭，導致卵巢功能低下或卵巢早衰，引起不孕。

抗透明帶抗體：包覆在卵子外面的透明帶是一層明膠樣的「外殼」，具有特定的精子受體（Receptor，精子識別與結合的部位），它能阻止異種精子或多精子受精。當免疫功能不當，產生的抗透明帶抗體會封閉透明帶上的精子受體，導致精子無法經由受體進入與卵子結合而引起不孕。

3．女性產生抗精子抗體（Anti-sperm antibody，ＡＳＡＢ）

精液對女性來說是外來物質，但在正常情況下，健康女性的生殖道黏膜組織具有保護作用，可隔離精液（精子或其他蛋白質）抗原，精液並不會接觸到女性的免疫系統，所以不會引起女性身體的免疫反應，也不會產生抗精子抗體。

但若生殖系統發炎、出血（月經）或受傷時，就失去了保護隔離屏障，若在這種情況下發生性行爲（或肛交導致受傷），就會使精子暴露於女性的血液循環中，女性的免疫系統會將精液視爲外來入侵者而產生抗精子抗體。此免疫反應一旦啓動，隨著每次的射精，都等於被加強一次（即使後來生殖道粘膜組織完整無損），猶如疫苗接種的加強注射，在女性子宮頸粘液、子宮腔、輸卵管內都可能存在抗精子抗體，會使精子凝集或破壞精子的活力，導致精子最後無力「攻堅」而功敗垂成，無法使卵子受精以致不孕。

依照目前的研究顯示，引發免疫性不孕都是因爲生殖器官發炎、損傷（也包含人工流產、婦科手術等），使抗原有機會接觸到血液中免疫細胞而引起的免疫反應。因此，面對非生殖器官的組織受損或功能障礙的不孕症，或許該考慮是屬於免疫性不孕的可能性，根據國外統計，可能有高達40％不明原因的不孕症是免疫因素造成的。

習慣性流產（反覆性流產）

除了不孕症，習慣性流產也是許多女性的夢魘。習慣性流產常見的原因，除了胚胎染色體異常、子宮內膜或子宮結構異常、荷爾蒙失調、感染、環境及藥物之外，根據國外統計，可能有高達80％不明原因的習慣性流產是免疫因素造成的（目前比較沒有爭議的免疫因素，是抗磷脂抗體症候群）。

有些人可以正常的懷孕，但等胎兒發育到2～3個月時，卻無預警地流產，連續好幾胎都是如此。有些人有正常的排卵功能，輸卵管也是通暢的，卻不能受孕，當這些不孕症患者在接受了人工生育技術（試管嬰兒技術）的協助之後，雖然成功受孕，胚胎著床之後同樣發生流產，這可能也是目前國內生殖醫學中心試管嬰兒的平均成功率只有30％～35％的原因之一。

在懷孕意外事件中，以流產最爲常見，臨床上可認知的流產約占懷孕的15％～25％。而臨床上所謂的**「習慣性流產」指的是不論懷孕幾週，連續3次以上的自然流產皆稱之**。

上述的女性產生抗精子抗體狀況同樣出現在對抗胚胎上，因爲當女性把精子當成一個過敏源，只要精子一進入體內，身體便啓動免疫機制，除了攻擊精子，受精卵和早期胚胎也會有精子抗原的表現，所以受精卵移植入子宮腔著床之後仍會受到抗精子免疫系統的攻擊而造成流產。

正常的懷孕過程在某種程度上有如「器官移植」，原本就牽涉到極爲複雜的**「免疫耐受性」**機制，如果此機制出現了異常，再加上女性體內出現異常的抗體，懷孕失敗的機率便會增加許多。免疫不孕症一直都存在，只是不易被事先診斷發現，通常都要經過數次的失敗之後才會被注意。因此若有不明原因流產3次、試管嬰兒植入2～3次都無法成功懷孕，醫學中心才會積極安排免疫評估，嚴密追蹤母體白血球與血小板的變化，以便早期發現母體排斥胚胎之強弱，並適時調整用藥抑制免疫排斥反應，以降低流產率。免疫問題的發現及相關的治療，爲不明原因之不孕症及習慣性流產患者帶來一線曙光。

習慣性流產機率、評估與處置列表

懷孕年齡	懷孕周數	流產機率	可能原因	臨床評估與處置
小於35歲	6週之前	22～57%	70%的胚胎染色體異常	1、一般在第一次懷孕小於10週以內流產並不需要特別做胎兒染色體分析檢驗。 2、連續2次小於10週流產者建議做胎兒染色體檢驗。 3、如第二次胎兒染色體分析異常，則必須檢驗父母雙方的染色體以評估下一胎兒正常的機率。 4、如第二次胎兒染色體分析正常，則必須評估母親內分泌狀況、免疫排斥、子宮內膜、子宮腔等，若有必要，還須評估甲狀腺功能、凝血因子、血糖、胰島素濃度檢測等等。
	6~10週	15%	50%染色體異常	
大於40歲	6~12週	45%	50%染色體異常	
	12週以上	明顯下降	5%染色體異常	

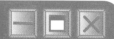

免疫耐受性（Immune Tolerance）

胚胎在母體子宮內著床發育，有點類似母體接受「器官移植」，因為懷孕時胎兒帶有一半來自父親染色體的抗原，在正常情況下並不會被母體的免疫系統排斥，這意味著母體的免疫系統可以識別、同時耐受（忍受）此「同種半異基因的移植物」。更特別的是，即使是卵子捐贈或代理孕母（來自父母的染色體與懷孕的母體沒有任何關係），懷孕母體也同樣接受這「同種異基因的移植物」。

胎兒在子宮內發育的過程中，絨毛外滋養細胞（Extravillous Trophoblast Cell，EVT）初期只會局部接觸母體子宮蜕膜（Decidua），之後會演變成全面性接觸，形成胎盤確保胎兒可以自母體的血液循環系統獲得氧氣與養分（見左圖）。成功的妊娠，意味著胚胎被母體所「耐受著」，即母體的免疫系統受到「適度的抑制」。

然而之所以被稱為「耐受性／適度的抑制」，代表「可以留在這裡，但不表示可以為所欲為」。這種同種組織移植會被母體的免疫系統「適度的接受」，但是母體免疫系統並非對此移植物「完全沒有反應」：子宮內的抗原呈現細胞（Antigen-Presenting Cell，APC）會發出一種抗原特異性的免疫耐受反應防止EVT的過度入侵，因為EVT過於深入子宮會形成「植入性胎盤」（胎盤不正常緊密附著、侵犯或穿透子宮肌肉層），在自然生產時胎盤無法正常順利剝離，也可能在懷孕期間引起子宮穿透、破裂、血崩、休克、死亡的潛在風險，嚴重者可能侵入周邊骨盆腔器官。主人接待陌生訪客，但是客人「只能登堂、不能入室」。

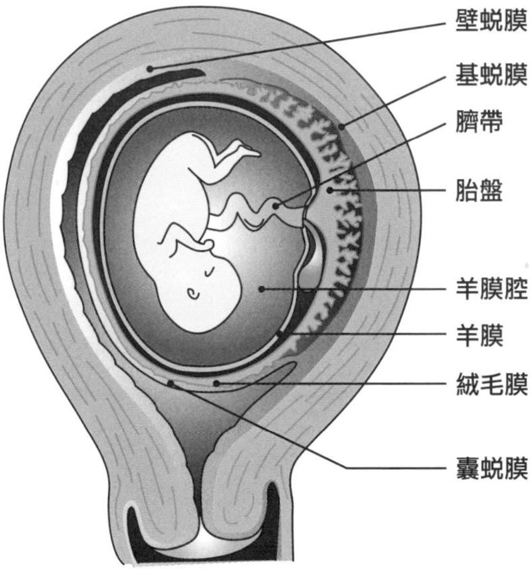

簡言之，在母體胎兒之間有兩種相反的要求：

一為形成胎盤確保胎兒獲得氧氣與營養，滋養細胞必須全面入侵到母體子宮蜕膜。

一為維持母體的完整性，必須避免滋養細胞過度入侵子宮壁。

因此必須建立一個「限制滋養細胞過度入侵」與「滋養細胞特異耐受性」之間的微妙平衡機制。母體對「同種半異基因的移植物」的特異免疫耐受性就是要維持這種特殊的平衡。

科技「造物者」——人工協助生殖技術

「人工協助生殖技術」，顧名思義是協助不孕夫妻能夠成功地孕育下一代。一九七八年人類第一個試管嬰兒在英國誕生後，成就以後人工協助生殖科技在治療不孕症的發展，是重要的里程碑。隨著需求的增加，不孕症的治療方式迅速進展，在媒體報導與網路資訊的傳播下，不孕夫妻也能輕而易舉尋得求醫管道，但一般民眾不易了解其來龍去脈，更增添了人工協助生殖技術的神秘性。我們相信，如果患者能更深入了解箇中道理，即使多所嘗試後仍無法達成所願，也比較能夠理解，爲何已經有這麼多治療方法可以選擇，人工協助生殖技術依然沒有絕對的成功率。

簡易輸入——人工受精（Artificial insemination，AI，人工受孕、人工受精）

對於不孕症的治療方法，人們的印象通常是「試管嬰兒」，然而在治療不孕症上，試管嬰兒已是屬於終極作法之一。對許多不易懷孕的夫妻而言，不一定需要經過繁複的試管嬰兒流程才能夠達到生兒育女的目的，通常醫師最優先建議的人工助孕方法通常是較爲簡便、有效的「**人工受精**」方式，因爲許多不孕夫妻並不會同時出現那麼多樣的生理症狀、而且症狀較輕微，例如：

- 輕度到中度的精子數量或活動力不佳（每c.c.少於一千五百萬隻、活動力少於50%）
- 性行爲困難或射精困難
- 排卵異常、排卵困難或多囊性卵巢症候群（至少有一側暢通的輸卵管）
- 子宮頸因素（子宮頸黏液異常、對精子有抗體）
- 輕度子宮內膜異位症
- 不明原因的不孕

相較於試管嬰兒，**「人工受精」在不孕症的治療方法中，是一種相對簡易、經濟、非手術性的初級治療**，如果是屬於上述狀況的輕度不孕夫妻，在經人工受孕後皆能有不錯的懷孕率（約15～20%）。然而並不是所有不孕夫妻都能在一開始就嘗試以這種簡易的方式受孕，特別是那些精子極度稀少、兩側輸卵管阻塞或骨盆腔嚴重沾黏患者，就必須直接採用較複雜的試管嬰兒。

影響人工受孕成功與否的可能因素

人工受孕只是增加受孕的機會，並不表示一定會成功懷孕，因爲人工受孕是將經過篩選的精子注入子宮腔、同時增加排卵的數量，但精子能否成功與卵子結合成受精卵則無法預測。根據研究，有許多因素會影響人工受孕的成功率：有正常活動力的精子總數量、精子的外在形態是否正常、女性的年齡、使用的藥物、卵巢對排卵藥的反應等等。

什麼是「人工受精」？

自然懷孕的過程是經由性行為而受孕，而人工受孕為了提高受孕率，通常利用「排卵藥＋人工受精」取代自然受孕（自然排卵＋性行為）方式以協助不孕的夫妻：

1. 在進行人工受孕之前，醫師會先行溝通以了解患者身體的狀況、過去的疾病史、曾經接受過的治療、檢查目前的卵巢、輸卵管功能狀況等等，如果適合做人工受孕，即安排進入療程。
2. 藥物誘導排卵：自然的月經週期，女性每個月只排一個卵子。為提高懷孕機會，在進行人工受孕前，必須配合女性的月經週期服用或注射排卵藥物，以刺激卵巢產生較多的成熟卵子。
3. 人工受孕當天（確定妻子已經排卵），取得先生的精液並加以處理（去除精液中的黏液、雜質以及無活力的精子），將品質與活動力良好的精子，利用細長管子經子宮頸注入子宮腔內（替代性行為的射精過程）。
4. 精子注入子宮腔前要先確保子宮內膜狀況適合胚胎著床注入後。回家持續服用黃體素。
5. 人工受孕狀況追蹤：人工受孕約兩星期後，至門診檢查是否成功懷孕。

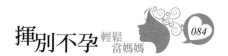

適用於不同生理症狀的人工協助生殖技術說明

人工受孕（人工受精，Intrauterine Insemination，IUI）

• 治療方法：

1. 女性注射排卵針或口服排卵藥，等卵泡成熟後再注射破卵針。
2. 在實驗室分離出受精能力較強的健康精子。
3. 將已經處理過的健康精子以人工方式注入子宮腔，使精子和卵子有更大的機會結合爲受精卵。

• 適用症狀：

1. 男性精子數較少或精液異常。
2. 女性子宮頸黏液含有抵抗精子的抗體。
3. 輕度子宮內膜異位症。
4. 不明原因的不孕症經治療後仍原因不明。

• 附註：

1. 屬「體內受精」。
2. 經過洗滌篩選後，活動力正常的精子須大於五百萬隻。
3. 使用先生的精子者稱爲「AIH」（Artificial insemination by husband）
4. 使用他人捐贈的精子進行人工受精稱爲「AID」（Artificial insemination by donor）

體外受精（In Vitro Fertilization and Embryo Transfer，IVF/ET，俗稱「試管嬰兒」）

• **治療方法：**
1. 排卵藥刺激卵巢產生成熟卵子。
2. 注射破卵針並取出卵子。
3. 體外受精：卵子與精子在試管內自然結合。
4. 將一個或多個受精卵植入子宮內。
5. 補充黃體素支持子宮內膜。兩星期後驗孕。

• **適用症狀：**
1. 輸卵管閉塞和子宮內膜異位症引起的不孕。
2. 精液異常或數量極少所引起的不孕。
3. 輸卵管阻塞或嚴重子宮內膜異位症。
4. 經過數次人工受孕（IUI）治療失敗。
5. 男女雙方不明原因的不孕症。
6. 年齡超過40歲。

• **附註：**
1. 精液異常引起的不孕可能無法受精。
2. 療程較爲繁複，技術要求較高。
3. 可能出現卵巢過度刺激綜合症。
4. 可能懷上多胞胎。
5. 試管嬰兒失敗的原因之一是著床不成功，於是科學家將受精卵提早移植到母體

什麼是「試管嬰兒（In vitro Fertilization and Embryo Transfer, IVF/ET）」？

試管嬰兒並非指在實驗室試管內孕育的嬰兒，而是醫學上稱為體外受精（In vitro：在試管內、體外）與胚胎移植（Embryo Transfer，ET）的簡稱，是一種非常成熟、有效、且使用廣泛的人工協助生殖技術。

相對於簡單、經濟的人工受孕（人工受精），施行試管嬰兒確實繁複許多，步驟如下：

1. 連續數天使用排卵藥物以刺激更多卵子成熟→取出卵子＋精子→在培養皿中完成受精。

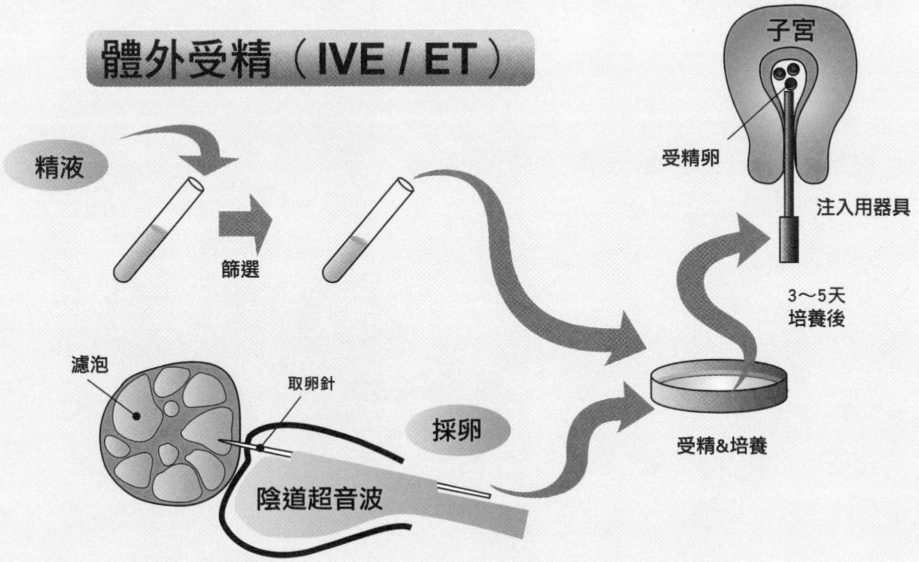

2. 更換培養液→繼續培養受精卵直到分裂至八個細胞之囊胚期（約3～5天的胚胞）。
3. 胚胞植入母體子宮→著床→發育成胎兒。

在上述的步驟中，試管嬰兒的稱謂來自在「培養皿、試管、體外」完成受精與培養受精卵。既然稱為試管嬰兒，體外受精就需要「軟體」與「硬體」，它們精良與否攸關著培養中胚胎的品質及試管嬰兒的成敗。

- **軟體**：包含培養液的品質、實驗室的品質控制、醫師與實驗室人員的專業素養等等。
- **硬體**：所謂的實驗室與所需的儀器，包含無菌室與無菌操作台、培養箱、顯微鏡、冷凍保存、離心機等等儀器設備。

目前科學家仍持續致力於藥物的改善以獲得更多與品質更好的卵子，同時提升胚胎植入後的著床，使整體懷孕成功率得以提高。

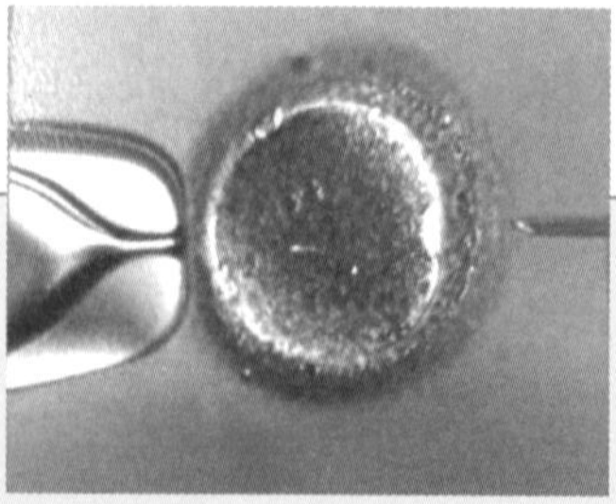

成熟的卵子

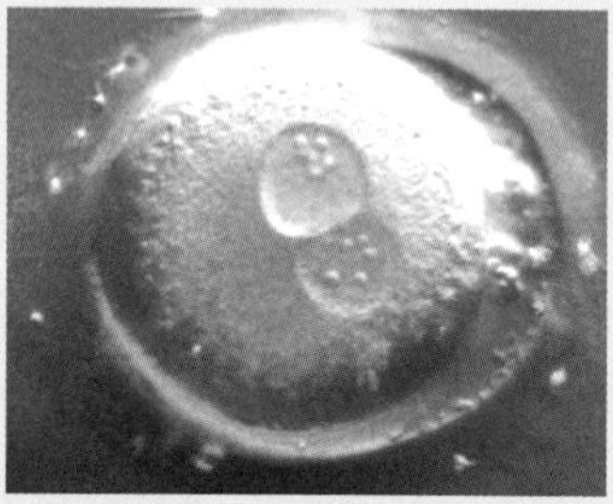

受精卵（中央有兩個核，一個來自精子，一個來自卵子）

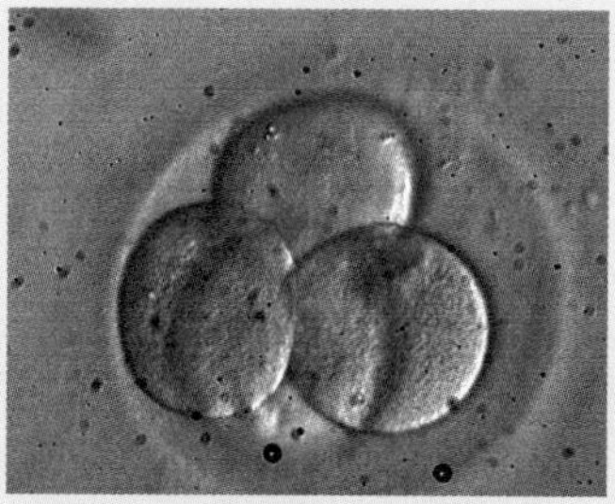

四個細胞期胚胎

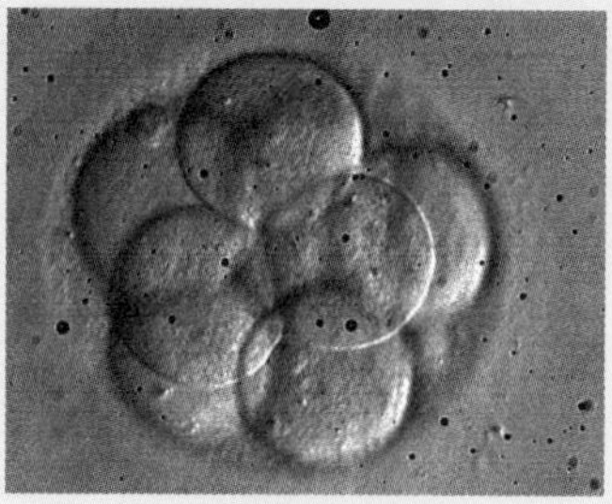

八個細胞期胚胎

內，以適應母體的生理狀況，遂出現「受精卵/胚胎輸卵管內植入」的方法，目前較少用。

輸卵管內精卵植入術（Gamete Intrafallopian Transfer，GIFT，**又稱禮物嬰兒**）

- **治療方法：** 1. 將精子和卵子混合後，以腹腔鏡直接置入輸卵管內使其自然受精。
  2. 受精過程在輸卵管內（體內），其餘步驟與體外受精相同。
- **適用症狀：** 1. 同試管嬰兒。
  2. 輸卵管至少有一側爲正常且通暢者。
  3. 男女雙方不明原因的不孕症。
- **附註：** 1. 屬「體內受精」。
  2. 模擬自然受精懷孕狀況，最符合生殖生理學的人工生殖技術。
  3. 僅適用於輸卵管正常暢通的女性。
  4. 受精過程在體內，無法確認卵子是否已經受精。
  5. 必須在全身麻醉下做腹腔鏡手術。

受精卵／胚胎輸卵管內植入（Zygote Intrafallopian Transfer/Tubal Embryo Transfe，ＺＩＦＴ／ＴＥＴ）

- **治療方法：**1.同試管嬰兒，精子與卵子在體外受精。
  2.將已經發育成早期胚胎階段的受精卵置入輸卵管內。
  3.依自然受孕方式，輸卵管會將受精卵或胚胎自動移往子宮內膜著床。
- **適用症狀：**1.同試管嬰兒。
  2.輸卵管至少有一側爲正常且通暢者。
  3.男女雙方不明原因的不孕症。
- **附註：**1.屬「體外受精」。
  2.與試管嬰兒的差別是，試管嬰兒是將第3～5天的受精卵經由陰道植入子宮內，受精卵／胚胎輸卵管植入術則是等受精卵分裂爲早期胚胎（體外培養發育至第1天或第2天的早期胚胎）後，再以腹腔鏡置入輸卵管。
  3.適用於輸卵管正常暢通的女性。
  4.必須在全身麻醉下做腹腔鏡手術。

囊胚期胚胎植入術（Blastocyst Transfer，ＢＴ）

- **治療方法：**1.同試管嬰兒，精子與卵子在體外受精。

2. 將已經多次分裂成囊胚階段的受精卵植入子宮內。

- **適用症狀：**同試管嬰兒。
- **附註：**1. 屬「體外受精」。
  2. 等胚胎進一步發育到第5天的囊胚期時再進行植入。
  3. 胚胎發育至囊胚階段，可以在顯微鏡下精選健康的胚胎，提高懷孕率同時可以減少多胞胎。

冷凍胚胎植入（Frozen Embryo Transfer，FET）

- **治療方法：**1. 刺激排卵取得較多的卵子
  2. 體外受精後將剩餘的胚胎冷凍。
  3. 若先前植入的胚胎未能成功，解凍後再次植入胚胎。
- **適用症狀：**1. 一次體外受精，即有多次人工受孕的機會。
  2. 同時適用於必須切除卵巢或癌症治療的已婚女性。
- **附註：**1. 有助於減輕不孕症帶來的身、心與經濟壓力。
  2. 冷凍與解凍的滲透壓與劇烈的溫度變化，可能使細胞受到傷害而導致胚胎死亡，冷凍胚胎受孕率不亞於新鮮胚胎。

有「冷凍成熟卵子」嗎？

在「冷凍胚胎」技術進入純熟之際，也曾掀起「冷凍成熟卵子」熱潮，想藉由相同的冷凍技術保存女性原有的「生育力」。其實，早在1986年就有人類第一次將冷凍卵子解凍後成功的案例，但是這幾十年來，冷凍卵子一直有技術上的瓶頸。近年來有研究顯示，玻璃化冷凍（Vitrification）及解凍後的卵子存活率達90～97%、受精率為71～79%、著床率為17～41%，每次植入的懷孕率為36～61%，每顆解凍卵子的臨床懷孕率為4.5～12%，這些數據和新鮮卵子的表現相當，因此冷凍卵子技術已不再視為實驗性質，為需要冷凍卵子的婦女帶來好消息。

但也要在此提醒讀者，好的結果才會被拿出來發表，而目前這些好的研究結果僅來自少數院所的健康、年輕的病人，甚至是小於30歲以下的捐卵婦女，並不能代表所有院所或所有婦女（尤其是高齡婦女）都能有相同的結果，因此我們需要更多的資料才能探討是否能以卵子冷凍取代胚胎冷凍。

目前一些新的方法正被研究當中，例如，冷凍未成熟的卵子以取代冷凍成熟卵子等。醫學界期待在不久的將來有更突破性的發展，將不孕症治療帶入更理想的境界。

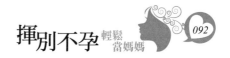

卵細胞質內單精子注射術（Intra-Cytoplasmic Sperm Injection，ＩＣＳＩ）

• **治療方法：** 1. 同試管嬰兒。

2. 以顯微注射方式將單隻精子注入到卵子的細胞質內，強迫精、卵結合成受精卵。

- **適用症狀：** 1. 嚴重男性不孕症患者：輸精管堵塞、精子缺少症等等。
  2. 精子受精活力顯著降低的男性不孕症。
  3. 卵子的透明帶太厚，精子難以穿透卵子成爲受精卵的女性不孕症患者。
- **附註：** 1. 是試管嬰兒治療失敗後，最具價值的備選方案。
  2. 可同時排除掉精子、卵子在受精過程中最基本的障礙。
  3. 受精率可大幅提高。

顯微副睪取精術（Microepididymal Sperm Aspiration，ＭＥＳＡ）

- **治療方法：** 直接從儲存成熟精子的副睪抽取精子並以ＩＣＳＩ法受精。
- **適用症狀：** 1. 嚴重男性不孕症。
  2. 精液中沒有精子。
  3. 輸精管先天缺陷。
- **附註：** 可一次抽出足量精子冰凍後多次使用。

睪丸穿刺取精術（Testicular sperm aspiration，ＴＥＳＡ）**或睪丸切片術**（Testicular sperm extraction，ＴＥＳＥ）

- **治療方法：** 直接從睪丸組織取得精子並以ＩＣＳＩ法受精。

適用於不同生理症狀的人工協助生殖技術方法一覽表

方法	適用症狀	附註
人工受孕（人工受精，IUI）	1. 精子數較少或精液異常 2. 子宮頸黏液有抗精子抗體 3. 輕度子宮內膜異位症 4. 不明原因不孕症經治療後仍原因不明	1. 屬「體內受精」 2. 精子數量不能太少且要有一定的活動力 3. 使用先生的精子者稱為「AIH（Artificial insemination by husband）」 4. 使用他人捐贈的精子稱為「AID（Artificial insemination by donor）」
體外受精（IVF/ET，俗稱「試管嬰兒」）	1. 輸卵管阻塞、子宮內膜異位 2. 精液異常或精子數量極少 3. 數次人工受孕治療失敗 4. 雙方不明原因的不孕症	1. 精子異常引起的不孕可能無法受精 2. 試管嬰兒失敗的原因之一是著床不成功，於是出現了「受精卵／胚胎輸卵管內植入」的方法，目前較少用
輸卵管內精卵植入術（GIFT，又稱「禮物嬰兒」）	1. 同試管嬰兒 2. 至少有一側輸卵管通暢者	1. 屬「體內受精」 2. 模擬自然受精懷孕 3. 僅適用於輸卵管正常暢通的女性 4. 無法確認卵子是否已經受精
受精卵/胚胎輸卵管內植入（ZIFT/TET）	同上	1. 屬「體外受精」 2. 與試管嬰兒有些許差別 3. 適用於輸卵管正常暢通的女性

方法	適用症狀	附 註
囊胚期胚胎植入術（BT）	同上	1. 屬「體外受精」 2. 胚胎發育到第5天的囊胚期進行植入 3. 可篩選健康胚胎，提高懷孕率、減少多胞胎
冷凍胚胎植入（FET）	1. 一次體外受精，可有多次人工受孕的機會 2. 必須切除卵巢或卵巢癌治療的已婚女性亦適用	有助於減輕不孕症帶來的身、心及經濟壓力
卵細胞質內單精子注射術（ICSI）	1. 輸精管堵塞、精子缺少症、精子受精活力顯著降低等 2. 卵子的透明帶太厚，精子難以穿透	1. 是試管嬰兒治療失敗後最具價值的備選方案 2. 受精率可大幅提高
顯微副睪取精術（MESA）	1. 精液中沒有精子 2. 輸精管先天缺陷	一次抽出足量精子冰凍後可多次使用
睪丸穿刺取精術（TESA）或睪丸切片術（TESE）	1. 副睪穿刺抽吸找不到精子 2. 副睪缺陷造成副睪精子缺乏	為MESA不可行時的備選方法

• **適用症狀：** 1. 嚴重男性不孕症。
2. 副睪穿刺抽吸找不到精子。
3. 副睪缺陷造成副睪精子缺乏。

• **附註：** 爲MESA不可行時的備選方法。

在不孕症的治療中，約有80%患者可以用傳統的方法治療，如改善生殖系統、口服排卵藥物、人工受孕等方法解決。另外20%須靠試管嬰兒、顯微注射等較高技術的人工生殖科技治療。但無論何種人工協助生殖技術，都只能提高懷孕機會，沒有100%的成功率。

人工協助生殖技術除了協助不易懷孕的夫妻孕育屬於自己的孩子，更利用精子、卵子的捐贈，幫助有生育壓力的不孕夫妻達到傳宗接代的目的。但爲了維護生命倫理及人性尊嚴，行政院衛生署於民國八十三年頒布了「人工協助生殖技術管理辦法」，詳細規範了精子與卵子的捐贈者、受術夫妻與醫療機構的各項權利與義務。

目前人工協助生殖法規尚未定案的是「代理孕母」。其爭議點不在醫療技術層面，而是在心理、倫理、與物質層面。

人工協助生殖技術的可能風險

高成功率的人工協助生殖技術，由於必須搭配適當的藥物，必定存在特定的風險：

卵巢過度刺激症候群（ＯＨＳＳ）

在人工生殖醫學中，卵巢過度刺激症候群（ＯＨＳＳ）是因爲口服排卵藥Clomiphene或注射ＦＳＨ（卵泡刺激素）以誘導排出更多卵子所造成的「卵巢過度反應」。另外，因注射排卵藥誘導排卵時，常需配合注射ｈＣＧ（Human chorionic gonadotropin，人類絨毛膜促性腺激素）以釋放卵子（俗稱「破卵針」），而ｈＣＧ會促使卵巢分泌ＶＥＧＦ（Vascular endothelial growth factor，血管內皮細胞生長因子），因而加重了ＯＨＳＳ症狀。

・ＯＨＳＳ的發生機轉：

ＯＨＳＳ的發生是因爲誘導排卵藥在人體內造成微血管的通透性突然增加，血管內的血液成分（血球除外）大量滲漏入組織中，此現象會導致血液濃縮、血流動力減緩，引發全身多數積水，甚至全身水腫，以及呼吸、血液循環系統等生理現象間接受到波及，所伴隨而來一系列症狀。

一般而言，ＯＨＳＳ是一種可以在數天之內痊癒的症狀，有少數患者會持續較長的時間。因此，需要使用注射性排卵藥的病人最好可以對ＯＨＳＳ有多一層認識與了解。

ＯＨＳＳ臨床表現可分爲輕度、中度與重度：

1. 輕度症狀：緩慢發生，一般在取卵後幾天內出現暫時性下腹部腫脹與疼痛感。

噁心

嘔吐

下瀉

2. 中度症狀：

輕度症狀＋腹水

3. 重度症狀：

體重快速增加

腹水明顯或肋膜（胸腔）積水

低血壓、心跳過速

呼吸窘迫

血液濃縮、血流減緩

．醫師依生理狀況可能會有的處置：

1. 考慮延緩注射排卵針的時間或中止治療。
2. 注射白蛋白（25% Albumin）。
3. 注射利尿劑——必須注意，是在水份補充足夠後才能施打。
4. 高血鉀及低血鈉治療。
5. 抽取腹水或肋膜積水，以降低呼吸窘迫症狀。

什麼是「多胞胎減胎術」？

從女性每個月只有一顆成熟卵子的現象看來，人類子宮比較適合懷單胞胎。然而，不孕症患者在接受人工生殖醫學治療時，懷多胞胎的機率卻是提高。由於多胞胎懷孕易引致流產、早產及母親懷孕併發症，因此醫師會建議施行「減胎術」，將胎兒數減為單胞胎或兩胞胎。

施行減胎手術，時機以懷孕滿10～13週為佳，主要原因是部分不健康的胚胎會經自然淘汰而流產，可以降低減掉正常胎兒的機率。至於減胎的對象是優先選擇羊水稀少、發育較慢的胚胎或同卵雙胞胎。基本上減胎術在技術層面上已極為成熟穩定，但比較需要注意的是手術後的併發症，例如可能是發炎、感染所引起的流產或胎死腹中（風險約5%，危險期為一個月）。

減胎較常用的施術方式是在腹部（有部分是經陰道方式）超音波指引下，類似「羊膜穿刺術」，利用細長針經由腹壁→子宮壁→羊膜腔→直接穿刺胎兒心臟，並注射少量氯化鉀（KCl）或麻醉藥，使胎兒心臟停止。困難度比「羊膜穿刺術」較高，所以費時較長。

多胞胎

口服或注射排卵藥，是爲了排出更多成熟卵子，因此會提高多胞胎的機率。多胞胎可能增加流產和早產的機率，也容易造成胎兒先天性畸形。解決之道是在懷孕初期（10～13週）即考慮施行**減胎手術**以保護母親及胎兒。

藥物的安全性

藥品的安全是近年來醫界爭論的重點。藥物絕對可以合法使用於人體，這毋庸置疑，但目前的研究並未排除刺激排卵藥物與增加卵巢癌風險之間的可能關連，刺激排卵藥物對母體與胎兒健康的長期影響也是未知，使用藥物的可能風險，仍需要進一步研究釐清疑慮。

人工協助生殖技術的限制

在人工協助生殖技術如此發達的時代，尚有三種人是仍無法受孕：

1. 需要代理孕母。
2. 需要精子捐贈，但無精子來源。
3. 需要卵子捐贈，但無卵子來源。

正確診斷是治療成功的基石，成功與否最重要的還是取決於造成不孕的原因、年齡、生理狀況等因素，因此醫師與病患在手術前有充分良好的溝通是相當重要的過程。

生殖壓力——代理孕母

當我們接觸一件新事物，容易依據經驗去判斷、歸納、分析，若找不到它該有的位置，怎麼辦？在這個時候，是不是該適時調整觀察的角度，或者用全然無雜質的心態去檢視一個不同於以往的全新觀念？

代理孕母，就是這樣一個兩難的議題，該不該被分類？又該如何分類？自從一九九七年代理孕母這個議題被搬上檯面，社會上就一直存在贊成與反對兩種意見，歷經這麼多年，法案的合法化與否也一直懸而未決。代理孕母的爭議點並不在醫療技術層面，在人工協助生殖技術已經達到純熟階段的今日，要在女人子宮植入受精卵絕不成問題，關鍵在於一對夫妻的受精卵是要植入另一個（陌生）女人的子宮內孕育十個月、生產。於是關於生殖權、倫理、法律、道德、尊嚴、人體與嬰兒商業化等等的爭議砲火，在有需求的夫妻、醫界、女權、人權、宗教等各個團體間蔓延開來。

這個章節並非探討不孕夫妻、女性主義、人權團體、宗教團體等等所提出的各種贊成或反對意見，而是要提出問題讓不孕症夫妻自行思考，「代孕生殖」這件事攸關自己哪些權利與義務。

無法藉由自己子宮懷孕的不孕夫妻有無其他的選擇？例如放棄養育下一代或領養？

擁有自己的孩子是權利，領養亦非不孕夫妻的義務。然而，即使法案通過，「代孕」也不是別人的義務，若需要他人代孕，勢必會產生所謂的商業行爲，不孕夫妻願意付出多少代價以換得擁有自己血緣的子女？孩子算不算是此項「交易」的商品？是否會傷及爲人父母的尊嚴與孩子的人權？

重新定義「母親」這個天職的意義

在傳統上，「母親」這個天職是整體性的過程，其回饋是全然的滿足：包括受孕、懷胎十月、生產、陪伴、養育與教育。現在人已經將許多傳統上母親扮演的角色交給「代理」人，如保母（以前甚至有奶媽）、托兒所、安親班等等。現在這個天職上如果又多了個「代理」孕母（受孕、懷胎十月、生產都交給別人代理），那麼，這個天職大概就只剩下養育與教育。失去了大部分的天職角色，「代理孕母」代替自己生下的孩子能不能彌補無法懷孕所帶來的遺憾（覺得無法自己懷孕是一種遺憾的前提之下）？領養或許也會碰到類似的問題。

「有了孩子人生才能完整」、「不孝有三，無後為大」？

如果「有了孩子人生才能完整」等等的論述是正確的，那目前社會上許多的頂客族、不婚族，他們的人生似乎就不完整嗎？這論述是出自個人的選擇、還是社會規範給的枷鎖？

代理孕母對現代的社會而言，絕非一道單純的是非題或選擇題。代理孕母最初的設計，是用來協助先天無子宮或是因疾病而切除子宮的不孕症患者，當有越來越多這樣需求的人出現，社會上就會出現更多種聲音甚至強烈的反對聲浪。由於政策的決定需要更全面與完整的考量，代理孕母的合法化道路上還有許多問題尚待克服。

人文枷鎖

人類延續物種的本能是難以抗拒的，再多的批判也比不上想將孩子擁在懷裡的渴望，尤其是在求子之路上踽踽獨行的不孕夫妻，箇中酸苦滋味，只能獨自品嘗。人工協助生殖的是非對錯存乎每個人的信念之中，除非自己能掙脫既有的思維桎梏，方能獲得心靈上的自由。

古代在無法確知究竟是自己或先生造成不孕的狀況下，沒有人會質疑男性不孕的可能性，往往都認爲是女人的肚皮「不爭氣」，而在醫學技術發達的今日，到最後無法如願得子的壓力，仍由女性默默承受，因爲即使是男性不孕，也很少有男性願意承認，因爲承認不孕有損男性雄風。

不論不孕是來自男性、女性或不明原因，女性都是主要接受不孕診療的那一方，因爲兩性之中，只有女人會懷孕。即使是男性不孕（或原因不明、雙方皆不孕），人工生殖技術大部分仍是使用在女性身上：抽血、服用或注射排卵藥物、照超音波、人工受精、等待驗孕結果等等繁複程序，以及治療不孕可能帶來的風險，也幾乎由女性承擔。

隨著冷凍肧胎技術的進步，懷多胞胎的困擾雖然獲得解決，卻產生了「剩餘肧胎」的問題：爲了省時、省力、省錢，在體外使較多的卵子受精、培養較多的受精卵，但只把其中幾個植入母體，其餘的先行冷凍，以備懷孕失敗時再次植入。如果成功懷胎生育，冷凍中剩餘的

「受精卵」會如何處置？

答案是會將不需要移植的剩餘胚胎棄置。

或許有人質疑，在科學家的觀念裡，受精卵是否被視爲有生命？如果不是，那又受何種道德規範而不能直接取卵子做各類實驗？或者在實驗階段，因爲各種原因必須摧毀已經結合的受精卵。摧毀受精卵和棄置剩餘胚胎算不算殘害生命？

爲了成功懷孕，人工協助生殖技術大多植入多個胚胎，因此成功懷孕容易懷有多胞胎，除了不願擁有過多的孩子帶來經濟的壓力之外，懷多胞胎也會帶給孕婦和胎兒高危險妊娠的風險，例如早產、妊娠毒血症、新生兒器官發育不成熟、體重不足等後遺症。解決之道，就是在懷孕10至13週時實施減胎術。減胎手術算不算墮胎？

在墮胎已經合法化的今日，摧毀受精卵、棄置剩餘胚胎與減胎手術都合乎「法律」規範。

人工生殖技術固然增加達成生殖欲望的可能性，但在各類媒體報導或網路人工生殖中心的資訊中，大多傳達「科技光環」所帶來的善意與成就，對於必須連續使用排卵藥的副作用與併發症卻極少談及，成功率的高低資訊也不透明，這些對有人工生殖技術需求的夫妻而言並不公平，理應充分告知需求者以作爲評估健康、金錢、時間與人工生殖的相對價值。

現代科學的發展直接或間接影響人類的思維，日新月異的人工協助生殖技術提供更多樣化的選擇，對人類的繁衍生存可說是具有積極的意義，就如同文藝復興時期帶來前所未有的「科學革命」，將自然科學自神學枷鎖中解放出來。然而我們眞正要思索的是，幸福究竟是什麼？

是科技可以提供、還是自己的內心可以自行決定？當某種需求以一種幾近逼迫的形式表現時，我們是否有足夠的決心與勇氣衝破這道的枷鎖，活出自己、走向幸福？

生命該由誰決定？——人工生殖技術發展的倫理問題

二〇一〇年諾貝爾生理醫學獎頒給素有「試管嬰兒之父」之稱的英國生理學家羅伯特．愛德華茲（Robert Geoffrey Edwards），以表彰他在「體外受精技術」領域所做出的開創性貢獻——他所創立的體外受精技術解決了一個重要的醫學難題：透過體外受精治療多種不孕症。

然而，愛德華茲的獲獎並沒有使人工生殖技術的爭論煙消雲散，甚至可能更加暗潮洶湧。例如，羅馬教廷對諾貝爾生理醫學獎頒發給愛德華茲的決定就有所批評。教廷發言人「宗座生命學院」（Pontifical Academy for Life）院長鮑拉（Ignacio Carrasco de Paula）告訴義大利新聞社（ＡＮＳＡ）：「我認爲，愛德華茲這個人選不恰當。」

義大利新聞社（ＡＮＳＡ）引述鮑拉的話說：「要不是愛德華茲，就不會有數百萬個卵細胞出售的市場存在……，世界上也不會有許多塞滿胚胎的冷凍庫存在。」「這些胚胎在最好的情況下，會植入子宮，但多數可能會淪爲被丟棄或死亡的下場，這個問題該由新科諾貝爾得主負責。」

羅馬教廷的說詞只是眾多爭論點之一，若再加上人類對這項技術的應用已經因繼續擴大、創新而引發的新問題，在在都對我們最根本的倫理、道德、尊嚴、信仰等觀點挑起更多的論戰。

自一九七八全世界第一個試管嬰兒在英國誕生到現在，人工生殖技術已有極大的創新與突破。而人工生殖技術的演變爲世界投下的最大震撼，莫過於複製羊桃莉的誕生，高度引發「複製人」（又稱克隆人，Human cloning）的聯想，或許再過幾年，複製人技術將如同現在的試管嬰兒技術一樣成熟而且普遍，到時候，又會對社會秩序造成何種衝擊？（可參考電影《魔鬼複製人，The 6th day》）

又假如利用「複製人技術」，培育一個本尊的複製人，若本尊發生意外或某些器官衰竭，將有許多「不會產生排斥現象的原廠零件」可以提供各種器官移植，這將成爲怎樣的世界？若討論道德層面，我們該不該以人工技術創造複製人？複製人是否也是人、是否也有生存權？（可參考電影《絕地再生，The island》）

歷史從來不能給我們任何教訓，就如避孕藥與墮胎藥的發明已經預告了性氾濫，當時的社會對此預警卻視若無睹，因爲「需求」首當其衝。面對人工生殖技術即將對傳統倫理、道德、尊嚴、信仰等價值觀造成無可避免的衝擊，端賴人類如何運用智慧在科技與人文、在「要怎麼做或不做」之間建立新的平衡點。人工生殖技術的演變對未來的衝擊也會像哥白尼的「日心體系」理論一樣，迫使我們重新思考人類在這個世界所扮演的角色，但無論如何定位，都值得我們深思「生命的本質」是什麼。

Chapter 4

預約一個健康寶貝——人工生殖與遺傳疾病檢驗

訂做一個健康寶寶——胚胎著床前的基因篩檢

懷孕生子對許多人而言是再自然不過且易如反掌的事情，但是對於求子心切卻無法懷孕或無法如願懷第二胎的不孕夫妻而言，人工生殖技術可以提供較大的機會爲有需求的夫妻實現「做人」的美夢，延伸的生物技術也有很大的機會爲不孕夫妻「訂做」一個健康寶寶。「訂做」健康寶寶，是指在接受人工生殖技術協助的同時，先篩選健康的受精卵再植入子宮內，除了可以提高懷孕生產的機率，也可以避開生下有遺傳疾病的寶寶。

提高人工受孕的成功率

儘管各國醫學界已經盡了最大的努力，試管嬰兒的成功率依然不如人意，大約只有30～35％的機率而已。導致低成功率的原因很多，例如女性生殖系統結構或功能異常、母體內分泌功能異常、母體免疫排斥等，還有一個非常根本的原因，就是胚胎本身帶有異常的染色體（或基因）導致植入的胚胎死亡或流產，這也是我們常聽到醫師說，如果胎兒的染色體或基因異常，通常無法發育成正常的胎兒，大部分會以流產收場，只有少數有機會出生。

基因檢測經由科學家持續努力地挑戰發展出新的技術：**胚胎著床前基因診斷**（PGD）或**胚胎著床前遺傳物質篩檢**（PGS）。

胚胎著床前基因診斷（Preimplantation Genetic Diagnosis，PGD）與胚胎著床前遺傳物質篩檢（Preimplantation Genetic sreeening，PGS）

「胚胎著床前基因診斷PGD」技術為馬克休斯博士（Dr. Mark Hughes）首創。與「胚胎著床前遺傳物質篩檢PGS」的目的相同，但在表達上卻有些許差異。「胚胎著床前基因診斷PGD」係屬於廣義的產前遺傳基因檢測，指的是已經知道接受人工生殖協助的準爸媽本身或其家庭有特定的遺傳疾病，藉由此方法「診斷」（Diagnosis）人工受精的胚胎是否帶有相同的遺傳疾病。

而「胚胎著床前遺傳物質篩檢PGS」指的是準爸媽本身並沒有特定的遺傳疾病，但用類似的方法「篩檢」（Screening）胚胎是否帶有某些常見的特定遺傳疾病或查看胚胎染色體是否有缺陷。由於這項診斷需高度專業技術，且取胚胎細胞具有侵襲性，因此目前仍侷限於特定用途。

這個技術是結合了試管嬰兒、胚胎培養、切片檢查技術（雖名為「活組織切片檢查法」Biopsy，但並非眞的切片，僅吸取受精卵囊胚期時的其中少許細胞，屬於高端的技術）與細胞遺傳學的診斷技術，在胚胎植入前即提早檢測——先將染色體或基因異常的胚胎篩檢挑出以避免植入患有基因疾病或染色體異常的胚胎，只植入正常的胚胎——可以提高下列人士的受孕率：

1. 不孕婦女
2. 不明原因有多次流產病史（習慣性流產）
3. 高齡產婦
4. 反覆體外受精（試管嬰兒）失敗的患者

此外還可以協助因為罹患先天遺傳疾病不敢或無法順利產子、只想植入一個胚胎時避免挑錯胚胎的夫妻，順利生下健康寶寶。

胚胎著床前基因診斷技術可以診斷的項目包含染色體異常與單一基因缺陷，如體染色體隱性、顯性和性聯遺傳的疾病。但胚胎著床前基因診斷自有其迷思，例如①此技術只能檢測特定的染色體或基因異常，並非所有的遺傳變異都能檢測，再者，②此診斷也無法預知在懷孕的過程中是否會有其他的變異發生，③只能協助選擇胚胎，但無法改善胚胎品質，雖能夠提高整體人工生殖的成功率，卻非100％，無法「掛保證」一定可以如願獲得寶寶，或者獲得完全健康的寶寶。

救命寶寶（Rescue baby）——胚胎著床前遺傳診斷的「豪華進階版」

「胚胎著床前基因診斷ＰＧＤ」技術最初研究的目的是爲了避免產下患有嚴重遺傳疾病的子代，此技術最早被應用於幫助血友病患者篩選出女性胚胎，以避免生下帶有性聯遺傳的孩子，並於後來促成「救命寶寶」的誕生。

救命寶寶，即倚靠現有的高端醫療資源「**特別訂製用來拯救其他生命的寶寶**」，在出生前即揹負著救人的使命，通常是爲拯救罹患遺傳重病的兄姐，尤其是救命寶寶出生之後的正常「臍帶血幹細胞」，可以及時提供「骨髓移植」的拯救任務。

訂製「救命寶寶」的程序與「胚胎著床前基因診斷」相似，只多了第3個步驟：

1. 體外受精/試管嬰兒階段。
2. 胚胎著床前基因診斷ＰＧＤ（pre-implantation genetic diagnosis），先篩選挑選無基因重病胚胎。
3. 篩選人類白血球抗原（ＨＬＡ）配對（避免排斥作用）符合的胚胎植入子宮，懷胎生下救命寶寶。

就「胚胎著床前基因診斷」這項技術的目的而言，其實與絨毛取樣（ＣＶＳ）、羊膜穿刺（Amniocentesis）等產前診斷具有相同的意義：避免生下帶有遺傳疾病的孩子。然而人工生殖技術、產前診斷的爭議（在懷孕階段若檢查出胎兒帶有遺傳性疾病，可能進行人工終止妊娠）已經不小，同樣的爭議也發生在ＰＧＤ技術上。若基於「優生學」的觀念而選擇較好胚胎植入母體，訂製寶寶可避免遺傳疾病的延續，單就這方面而言ＰＧＤ的爭議確實較小，但在「訂製救命寶寶」的前提下，ＰＧＤ已更進一步激化原有的爭議，例如，救命寶寶的人權與人性的尊嚴等議題。

對於「胚胎著床前基因診斷ＰＧＤ」的使用限制，我國並無明確的法律規範，僅明令不得使用於性別鑑定（依據衛生署「產前遺傳診斷暨檢驗機構管理辦法」第七條規定）。至於ＰＧＤ本身目前仍是一項持續發展中的技術，適用的範圍依然有限，但隨著未來遺傳學知識與科技的進展，這項技術還有更寬廣的發展空間。然而，當未來技術已不再是問題時，人類是否就要使用它？當人類越高度介入生命的孕育，就越發干預生命的本質，過度使用的結果將會導致各種道德、人倫等無窮的爭議。

訂製完美寶寶（Designer baby）——基因聖戰，上帝也瘋狂

美國Ａ．Ｕ．Ｓ生育研究所於二〇〇九年三月宣布，他們將使用胚胎著床前基因診斷技術為人們提供「嬰兒訂製」服務——渴望擁有「完美嬰兒」的夫妻**可以按自己的想法挑選孩子的性**

別、膚色、眼球顏色等。

針對這項宣布，目前在技術上是否眞能實現這類「嬰兒訂製」令人質疑，但部分科學家已公開指責這項服務不僅違反自然，更違背倫理道德，認爲「嬰兒訂製」服務是對「完美嬰兒」的過分追求，猶如在「基因超市（Genetic supermarket）」裡根據自己的需求挑選或訂製嬰兒，完全扭曲了生命的本質，有損人性尊嚴。

確實，當醫界競相發展「優生」、「訂製」科技時，最扭曲的價值觀莫過於「生一個完美寶寶」可能成爲未來父母要求進行基因篩檢的理由。就像「剖腹生產」，原本是一醫療性手術，但目前在國內，卻往往是基於「命理學」需求而實施，因此被批評爲濫用醫療資源。「嬰兒訂製」如果成眞，算不算濫用醫療科技？

對有家族疾病史的準爸媽而言，「胚胎著床前基因診斷」不再只是消極地等待孩子出生之後的結果論，而是積極地爲孕育健康的下一代診斷是否有疾病。然而，當基因篩檢持續進步，人們的渴求越來越多，相對的倫理爭議也越演越烈，「胚胎植入前的基因診斷」讓反對者聯想這是醫界在扮演「上帝」的角色。

天擇（Natural selection）與人擇（Artificial selection）

1、天擇（自然選擇，Natural selection）

這個理論最早是由達爾文（Charles Darwin）在一八五九年出版的《物種起源》（The Origin of Species）書中提出。大概的意思是，當物種繁殖到大自然無法負荷的數量時，彼此間將會競爭有限的自然資源，具有更適合當下環境的變異特徵的族群可以存活下來，有更多機會將基因遺傳轉移給更多的後代，意即這些有利於生存與繁殖的遺傳性狀（基因的表現）會更普及，而適應力較低者會逐漸被自然淘汰：物競天擇、適者生存。

- **有名的天擇例子是「鐮刀型細胞貧血（Sickle cell anaemia）與瘧疾（Malaria）」。**

人類的紅血球大部分（約90%）是由功能性的血紅蛋白（Haemoglobin，縮寫Hgb或Hb，即，含有血紅素的蛋白質分子）組成，主要功能是在肺部與氧氣分子結合，經由血液循環中將結合的氧氣分子釋出供組織細胞使用。紅血球為圓形扁平狀，兩面中心都向內凹陷（雙凹圓形，很像柿子餅）。這種形狀最大的優勢是可以提供最大面積從周圍結合氧氣與釋放氧氣，同時還賦予它具有柔韌特性，可以輕易彎曲通過微血管。

鐮刀型細胞貧血，是一種慢性紅血球疾病，因血紅蛋白生成異常所引起紅血球特定遺傳性疾病的總稱。在這類型的疾病裡，紅血球內的血紅蛋白與正常血紅蛋白的結構不同（基因變異所引起），這些不正常的血紅蛋白會漸漸「聚合，Polymerize」形成纖維長鏈，使紅血球外貌由雙凹扁圓形變成鐮刀型，除了會大大降低血紅蛋白攜帶氧氣的能力，鐮刀型血球在通過微血管時，因鐮刀型的紅血球較硬、較沒彈性且容易阻塞細小微血管，紅血球也容易因此破裂，最終造成嚴重貧血而死亡。

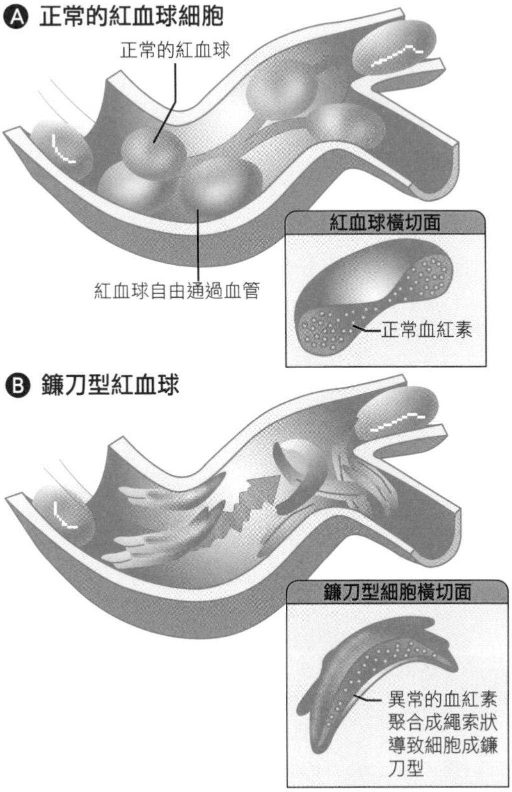

在瘧疾較為盛行的地區，引起瘧疾的瘧原蟲（Plasmodium），其生命週期其中的一個階段需要在紅血球內成長。一方面，瘧原蟲無法消化鐮刀型紅血球由血紅蛋白聚合成的長鏈分子，另一方面，鐮刀型紅血球容易破裂而溶血，導致瘧原蟲無法在鐮刀型紅血球內成長，因此，鐮刀型紅血球可以抵御瘧疾的侵襲，會有下列三種狀況：

A、 一對基因都正常，體內全是正常的紅血球，是瘧原蟲最好的寄主，易受瘧疾侵襲而死亡。

B、 一對基因都異常，體內全是鐮刀型紅血球，對瘧疾有很強的抵抗性，不會患瘧疾，但最終會於40歲前死於鐮刀型貧血。

C、 鐮刀型紅血球基因攜帶者（基因型一半正常、一半異常），體內有少於50%的鐮刀型紅血球，對瘧疾有中度的抵抗性，體內亦有足夠數量的正常紅血球，也不會死於鐮刀型貧血。

鐮刀型貧血在瘧疾肆虐的地方極為普遍，例如非州、地中海、印度和中東地區。在這些地區，變異的基因是有利的。相反地，美國沒有瘧疾這種流行病，美籍非州人的後裔患鐮刀型細胞貧血的頻率遠較居住在非州的非州人為低，並且有下降的趨勢（沒有瘧疾的天擇，加上患鐮刀型貧血壽命也較短，較不容易有下一代），原因是此變異的基因在沒有瘧疾的地區是一個不利的基因，沒有大自然（瘧疾）的選擇。

在非洲等地區有此種基因缺陷的人，反而因免於瘧疾而存活下來，這是大自然天擇的例子。瘧疾就是鐮刀型貧血的天擇。

2、人擇（人工選擇，Artificial selection）

人工選擇（人擇）則是將「自然選擇」概念應用在人類豢養的生物上。即，人類針對特定的性狀（基因的表現）進行「育種」，透過選擇性繁殖（Selective breeding），使人類想要的性狀表現逐漸強化而符合需求，不需要的性狀則可能消失匿跡的過程，例如。體型比野生的大、生長較快速的人工飼養家禽家畜的育種、寵物的育種，又例如培植出抗旱性更強和產量更多的水稻育種等等。

在野外，鮮豔、保護色不佳的動物容易成為攻擊目標，這是天擇的選育模式，而在人類馴化的動物中，顏色雜斑與多樣性反而被保留下來。人擇的選育，部分改變了天擇的選育模式。

在生物界，「天擇」是基於隨機與環境的變化，沒有既定的方向，也無法預期基因改變是否有利於未來的生存；醫學上的「人工選擇」，則預設了選擇背後別具意義。天擇與人擇兩者之間孰優孰劣，是科學亦是倫理的範疇，雖可客觀驗證，但兩者所代表的價值觀卻大相逕庭。

預約寶寶的健康——孕期遺傳疾病的篩檢

現代女性或許是因爲職業、心態或生活考量，晚婚已成爲一種趨勢。根據內政部統計，台灣女性平均生育年齡爲33歲，除了高齡產婦越來越普遍，不孕症患者也日漸增加。根據研究顯示，孕婦年齡與胎兒染色體異常有密切關係，即**孕婦年齡越大，懷有染色體異常的胎兒機率也越高**，如唐氏症。因此對國家積極推展的優生保健而言，產前遺傳診斷自有其重要性。

在目前產前的篩檢項目中，染色體檢查是非常基本與重要的一個項目，尤其是高齡產婦或是流產率高的孕婦。根據統計，一般產前胎兒染色體異常發生率大約是0.6%，染色體的異常往往會造成胎兒各式各樣的先天畸形，甚至導致習慣性流產或是不明原因流產。經過進一步統計發現，約有50%～60%的流產胎兒，是因爲染色體異常所導致。

隨著細胞遺傳學的發展，對染色體與基因也有更多的了解，爲避免染色體異常的孩子造成家庭及社會的雙重負擔，衛生福利部鼓勵高危險群孕婦進行產前診斷。目前產前遺傳診斷的種類大致可値分爲：①侵入性（如絨毛膜穿刺術、羊膜穿刺術）與②非侵入性（超音波、孕婦血清生化值、母血胎兒染色體篩檢等項目），各有其適用性與優缺點。

第一孕期　唐氏症篩檢與超音波掃描檢查

懷孕時做超音波掃描並非只是爲了知道胎兒的性別，超音波掃描其實意義重大。產檢時超音波掃描的主要功能，是要確定懷孕胎數、懷孕週數、胎兒的生長速率是否正常、胎兒是否健康、有無畸形、胎盤位置、羊水量是否正常與預產期等狀況，這些掃瞄檢查，目的在排除異常懷孕的可能性，同時及早知道可能存在的特殊狀況，以便在產前做最好的因應與處置。此外，超音波照片上的英文名稱（例如BPD、CRL、AFI等等）也記錄了寶寶粗估的身高、體重、頭圍等等成長狀況。由於儀器和技術的普及、方便、安全，超音波掃瞄檢查已成爲懷孕的例行性篩檢項目之一。

近年，由於超音波的解析度大爲提高（甚至3D、4D），使得一些胎兒異常狀況在懷孕早期即可看出，例如**以超音波掃描胎兒「頸部透明帶」（下圖）即為檢視胎兒是否患有唐氏症的方式之一**。

所謂的頸部透明帶（Nuchal translucency，NT），是指在第一孕期（第11～14週，不超過14週），藉由超音波檢測胎兒後頸部組織與皮膚之間的空隙厚度。因爲經研究發現，染色體異常

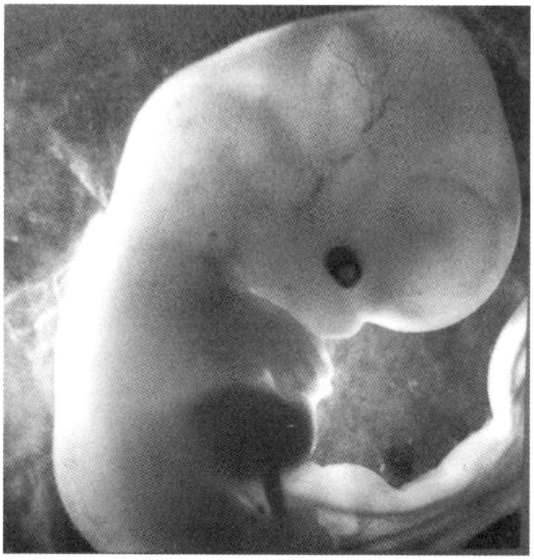

胎兒頸部透明帶測量

	絨毛膜採樣 （CVC） Chorionic villus sampling	傳統羊膜穿刺術 Amniocentesis	羊水染色體晶片篩檢	非侵入性胎兒染色體檢測 （NIPD、NIPT或NIFTY）
	懷孕10週	懷孕16～18週	懷孕16～18週以上	懷孕12週以上
	侵入性，取胎盤組織細胞	侵入性，取羊水細胞	侵入性，取羊水細胞	抽母體血液，檢查胎兒碎裂DNA片段
	檢查23對染色體數目與大片段缺失。需較多胎兒細胞時選用項目	檢查23對染色體數目與與大片段缺失	檢查23對染色體的微小片段缺失	檢查第13、18跟21對染色體是否為三體症或常見的微小染色體缺失
	大於99%	大於99%		大於98%
	是	是	是	是
	部分補助	部分補助	自費	自費
	有	無	無	無
	高	低（小於1%）	無	無
	1週內	3～4週	1～2週	1～2週
	2. 此表格僅列表說明比較全面性的檢測，另有許多其他生物科技公司提供針對特定的遺傳疾病或「染色體」、「基因」異常檢測服務，不在此詳述。			

產前遺傳疾病篩檢項目比較表

比較項目	第一孕期 唐氏症篩檢 （頸部透明帶＋母血血清二指標）	第二孕期 唐氏症篩檢 （母血血清四指標）
檢查時機	懷孕11～14週	懷孕15～20週
檢查方式	超音波＋抽母體血液	抽母體血液
檢查內容	腹部超音波圖像解析與血液生化檢驗超音波技術門檻高易有人為誤差	血液生化檢驗
準確率	大於85%	大於80%
是否為診斷	否	否
政府補助	是	是
畸形風險	無	無
流產風險	無	無
揭曉時間	4～5天	4～5天

附註：

1. 在上面所列的各項檢查，超音波是看胎兒的「構造」、其它是檢查「染色體」或是「基因」，沒有一項檢查可以取代所有的檢查，彼此經常是有關聯性、環環相扣，篩檢可以是互補的，請準媽媽先與醫師諮詢，同時評估自己的需求，要做檢驗之前，也多聽聽專家的意見。

的胎兒常會合併頸部透明帶增厚的現象，也是唐氏症寶寶在懷孕早期會出現症狀之一，而頸部透明帶到了第二孕期以後通常會消退，因此，此項目的檢查有時間上的嚴格限制。另外，在唐氏症妊娠中，游離型乙型人類絨毛性腺激素（Free β-hCG）比正常懷孕高，妊娠血漿A蛋白（PAPP-A）則較低，因此利用①超音波測量胎兒頸部透明帶鼻骨、②結合Free β-hCG與PAPP-A母體兩血清的數據，再加上③母親的年齡，以電腦軟體計算出胎兒患唐氏症的風險，偵測率可達85～90％，是一種偵測率高又安全的檢查。

近年來累積的醫學文獻已證實，胎兒後頸部透明帶越厚，胎兒罹患先天性染色體異常疾病的機率越高。例如，三染色體21唐氏症、三染色體18愛得華氏症與三染色體13巴陶氏症、透納氏症候群與先天性心臟病等。

利用超音波測量胎兒頸部透明帶因爲操作簡單且屬非侵入性，孕婦通常願意配合做此篩檢，但若發現頸部透明帶增厚且篩檢結果顯示罹患唐氏症機率較高時，醫師會建議進行羊膜穿刺術（Amniocentesis），再次檢查確認胎兒染色體是否異常。

第二孕期　唐氏症篩檢

母血血清四指標，主要測量孕婦體內的抑制素A（Inhibin A）、AFP、β-hCG、游離雌三醇（uE3）與正常值的差異，藉此判斷是否懷有唐氏症寶寶或胎兒其他生理缺損（神經管缺損、腸胃道缺陷）的篩檢，偵測率約爲80％。

羊膜穿刺術與染色體檢驗

此方法是從羊水中取得胎兒細胞，以國際標準G-banding（G條紋染色法）技術進行染色體核型（Karyotype）分析：檢視23對染色體數目（44＋XX，44＋XY）與各染色體的明暗帶紋（Bands）是否有異常現象（見左上圖）。

人類細胞每對染色體除了大小長短不同，明暗帶紋數量與寬度比例都不同（每一條染色體上的帶狀條紋都是獨有的），因此在顯微鏡下，它們的「面貌」各不相同（見左下圖），藉由觀察染色體以判斷是否有染色體數目或明暗帶紋結構、比例、數量上的異常。由於此技

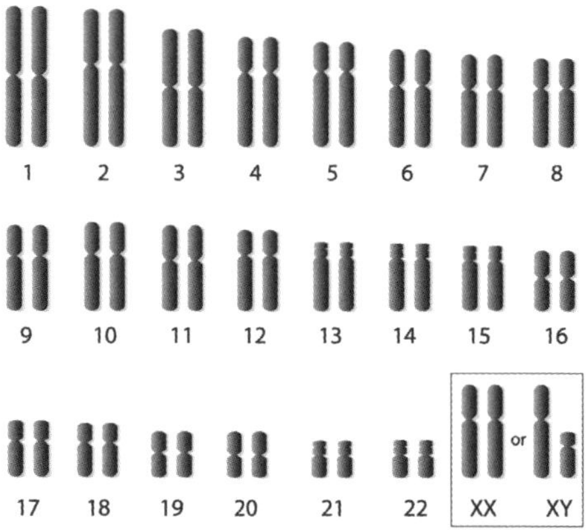

正常的染色體數目與正常的明暗相間帶紋（Bands）

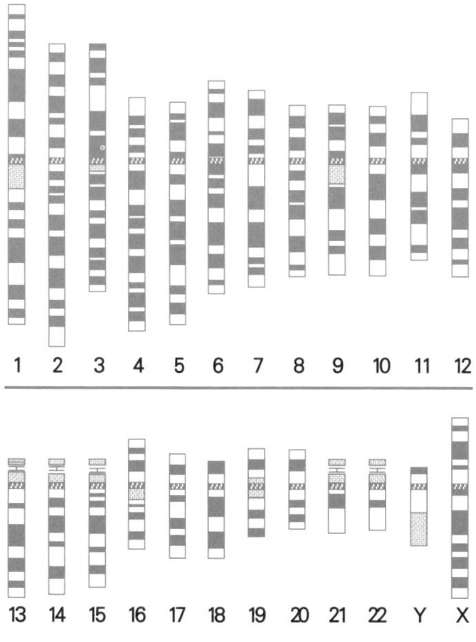

G-banding 各染色體明暗帶結構、比例圖解

術容易使用，成功率高且成本低廉，已被視爲臨床細胞遺傳學的基本標準技術（Gold standard technique），此方法可檢查出99%以上的胎兒染色體異常個案，包含：

1.染色體數目異常：唐氏症（Down syndrome，第21對染色體三體症，見左上圖）、愛德華氏症（Edward syndrome，第18對染色體三體症）、巴陶氏症（Patau syndrome，第13對染色體三體症）、透納氏症（Turner syndrome，44＋X0，Y染色體缺失，見左下圖）、柯林菲特氏症（Klinefelter syndrome，44＋XXY）等。

2.染色體結構平衡性異常：平衡轉位（Balanced translocation）、平衡倒轉（Inversion）等。

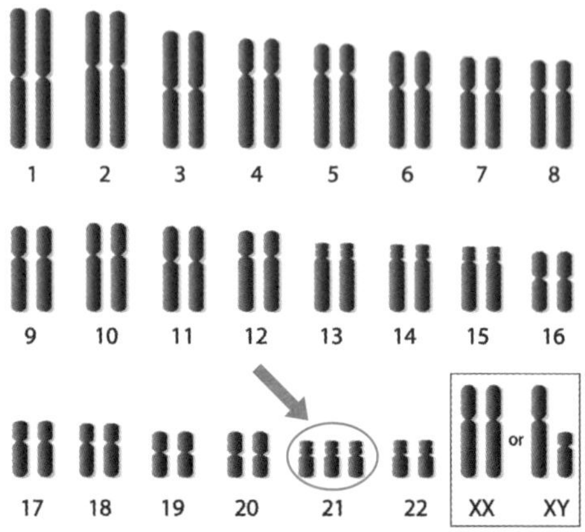

第21對染色體有3條（三體症），
俗稱唐氏症（Down syndrome）

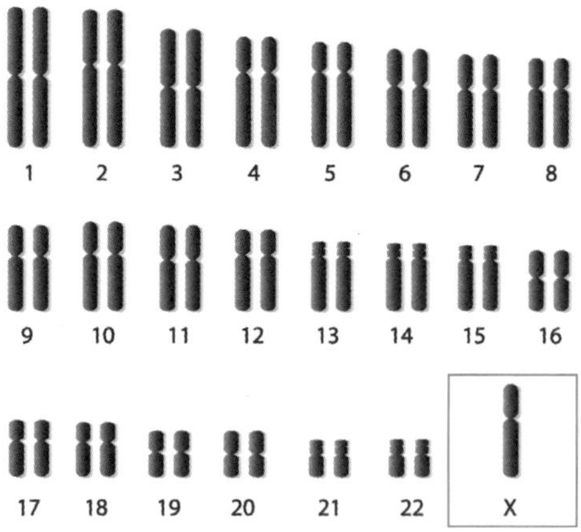

性染色體Y缺失（即44＋X），
稱透納氏症（Turner syndrome）

3.染色體結構不平衡性異常：重複（Duplication）、缺失（Deletion）、不平衡轉位（Unbalanced translocation）等。

然而，G-banding技術在染色體結構的鑑定上有其侷限：

1.G-banding無法鑑別『有發生染色體易位（Translocation）卻沒有產生明顯的「明暗帶紋」改變』，另外，染色體微小的缺失（例如，微缺失症候群，Microdeletion syndrome）亦無法以此方法診斷。

2.G-banding的解析度約2～4M bp，染色體缺失部位小於以上的長度，無法以此方法檢查。

3.已知的基因約三萬五千個，基因大小介於0.005～1Mb之間，極細微，染色體分析無法檢查單基因異常，例如單基因顯性遺傳、隱性遺傳或性聯遺傳疾病。

羊水染色體晶片篩檢

高齡婦女（34歲以上）懷孕後，醫師一般會建議孕婦進行羊膜穿刺術檢查胎兒染色體是否異常，主要檢查胎兒染色體是否有數目或大片段結構上的異常，但受限於解析度，無法偵測到染色體的微小片段缺失。「羊水染色體晶片篩檢」主要在彌補傳統染色體檢查的不足，利用NGS（Next generation seguencing，次世代基因定序技術）偵測染色體微缺失、微小片段重複與缺失及不平衡性轉位等較罕見或較輕微的先天性疾病，例如貓哭症、小胖威利症、威廉氏症候群等等。

羊水染色體晶片篩檢無法取代傳統的染色體檢查，但兩者可爲「互補」關係，截長補短。如果經濟許可，可以考慮兩種檢驗同時進行，因爲二者都必須抽取羊水，若不可行，則以傳統染色體分析爲優先考量。

在人類的每一個體細胞中都有44＋XX或44＋XY條染色體，在46條染色體裡面包含著由30億鹼基對所構成已知的三萬五千個基因與未知的基因，浩瀚程度有如一座圖書館。傳統的染色體檢測猶如判斷書架上的「大分類」是否足夠或重複，而羊水染色體晶片篩檢技術是用來判斷已知書籍內容的「內頁、段落」是否正確無誤。

非侵入性胎兒染色體檢測（NIPD或NIPT）

對於唐氏症的產前檢測，侵入性的羊膜穿刺術是目前準確性最高及使用率最普及的檢測方式，但侵入性可能有流產的風險，對好不容易已經懷孕的高齡孕婦而言，既擔心生下異常的孩子，又擔心會造成意外流產，這樣兩難的檢測令她們躊躇不前，到底做或不做？目前有一項「非侵入性產前染色體檢測」可以讓不安的孕婦放下心中的大石，只要經濟許可（自費），就可放心檢測，因其**只須抽取準媽媽靜脈血即可獲得與羊膜穿刺術相似的檢驗結果**，得知胎兒是否患有染色體異常的疾病。

「非侵入性產前染色體檢測」檢測的原理，是胎兒小片段游離DNA經胎盤血液交換後會在母體內循環，胎兒染色體數目異常會帶來母體血液中游離DNA含量的微量變化，藉由「次世代基因定序技術」（Next Generation Sequencing，NGS），在「參考序列（Reference sequence）」的標準下，進行比對（Mapping）及記數（Counting）的基因定序，再進一步計算出三染色體21（唐氏症）在母血內不同的讀值。

最新的文獻指出，此檢測對單胞胎唐氏症的檢查敏感度達99%以上，精確度亦達到98.9%，幾乎等同於侵入性的絨毛膜採樣、羊膜穿刺術對於唐氏症的診斷力。

在台灣，相關研究結果也證實，運用此項檢測技術可進行染色體非整倍數分

什麼是「NIFTY」？什麼是「NIPD」？

「非侵入性胎兒染色體檢測」，台灣習慣以「NIFTY」稱呼，其實「NIFTY」等同於NIPD／NIPT，所應用的技術與目的皆相同，僅名稱有些許的差異：

NIFTY，Non-Invasive Fetal Trisomy Test 非侵入性胎兒三染色體檢測

NIPD，Noninvasive Prenatal Diagnosis 非侵入性產前診斷

NIPT，Noninvasive Prenatal Test 非侵入性產前檢測

析，如唐氏症（三染色體21）、愛德華氏症（三染色體18）、巴陶氏症（三染色體13）等多種染色體異常的疾病，讓「非侵入性產前染色體檢測」得以安全、有效地應用於產前檢查。

1．**適合對象**：

①年齡超過34歲的高齡孕婦。

②超音波檢查發現異常，懷疑是染色體數目異常。

③曾經生育過三染色體異常的胎兒。

④第一孕期、第二孕期母血唐氏症篩檢爲高風險群。

2．**優勢**：

①非侵入性：僅需抽取母體靜脈血，無需侵入性，可避開胎兒子宮內感染及流產風險。

②早期檢測、早期診斷：懷孕10週後即可檢測。

③準確性高：採用新一代DNA定序技術，準確率達99%，接近羊膜穿刺技術。

3．**限制**：

①自費，且是目前唐氏症檢測方法中費用最高的。

②只限單胞胎或同卵雙胞胎，異卵多胞胎妊娠不適宜。

③孕婦本身染色體異常或近期曾接受輸血、移植手術及幹細胞治療，會影響檢測結果。

④此項檢測僅針對特定染色體數目進行檢測，並非所有的染色體數目與結構異常均可使用此偵測，例如染色體重組、倒置、平衡轉位、不平衡轉位、鑲嵌型染色體異常，以及單

一基因疾病等，並不包含在此項檢測範圍內。

到底要做哪些檢測？

如今網路發達，許多訊息可以從網路上獲得，尤其新手媽媽容易緊張，除了定期產檢時聽取醫師解說外，也有不少準媽媽會到交流網站上留言，想聽聽有經驗的媽媽們的意見，例如在孕期中林林總總的檢驗，如羊膜穿刺、羊水晶片、非侵入性檢查，這些該不該做？做哪個好？

並非所有網路上的言論都不足採信或是「醫師說的就一定是對的」，比較常發生的情況是由於「個案不同」，醫師會給予不同的建議、或以較簡易的解說方式讓準媽媽了解概況。但是，經各人不同「解讀」之後，說法就可能出現矛盾點了。

回到問題的核心，到底該做哪些檢查才能讓孕期更安心？

其實並沒有固定的答案，視孕婦的需求而定（高齡、家族遺傳等），對於孕期的各項檢查，大家不該過度期待，因爲它們並非萬能，例如，即使是高解析度的超音波檢查亦有其極限與盲點，其他解析度更佳的檢驗方式也無法診斷所有的基因異常，因爲人類粗估有十萬個基因，已知的基因約三萬五千個，而我們目前完全了解清楚的基因數目只有數千個，受限於知識與技術，許多基因異常目前無法在產前診斷。

聽到這樣的解釋，準媽媽一定急著要問，那麼還需要做檢測嗎？

雖然目前還沒有一種檢驗方式能篩檢出所有的基因異常，而且即使做完市面上已知的所有產前檢查，也無法100%保證胎兒一定健康，但答案仍是肯定的。因爲**藉由目前已知的技術篩檢，可以先排除某些較常發生（發生率較高）或較嚴重的先天遺傳疾病**，早點知道胎兒沒有患這些特定的遺傳疾病，至少整個孕期會比較心安，至於無法檢測的極爲罕見（機率非常非常低）或較輕微的基因異常，說眞的，只能聽天由命。

最後還有一個棘手的問題，假如在產前檢查時發現胎兒有染色體或基因異常，是否要接受手術以終止懷孕？作爲醫師，只能提供所知的資訊，讓孕婦與家屬自行選擇最恰當的決定。

由不得你我的遺傳性疾病——遺傳疾病解說

遺傳性疾病是什麼？常見的遺傳性疾病有哪些？遺傳性疾病是如何發生的？如何遺傳給孩子？獲得遺傳性疾病的機率為何？對遺傳性疾病知識的了解越多，並透過基因檢測，讓婚前或孕前的準父母們做足心理準備，除了保護孕期時母子的安全，也可保障下一代的健康。

如果父親或母親的某基因原本就有缺陷（來自祖父母的遺傳）、或者本身因為內在或外在的因素（輻射、藥物等）造成精子或卵子的染色體（基因）在複製、分裂的過程中發生了「遺失、斷裂或突變」，就可能帶著特定的遺傳性疾病，遺傳給下一代（染色體或基因異常如果導致胚胎無法存活，就沒有遺傳上的問題）。**遺傳疾病是指因為基因變異帶來的先天性、可能遺傳給下一代的疾病**。

在醫學上，遺傳性疾病大致可以分為以下幾種：

對號入座——單基因遺傳病

一種疾病由一對基因決定（如地中海型貧血、黏多醣症、血友病），有單基因缺陷的個體大都會發病，在單基因遺傳病中，遺傳因素具有決定性的作用，環境因素基本上不起作用。又分爲：

正常人類細胞核內的有46條染色體（44＋XY）＝23對，一半（23條）來自父親，另一半來自母親。第1～22對，每一對的大小、形狀長得完全一樣，稱爲「體染色體（Autosomes）」，最後一對大小、形狀差異極大，稱爲X染色體及Y染色體。X、Y染色體決定了人類的性別，因此又稱爲「性染色體（Sex chromosomes）」，正常的女性爲44＋XX，男性爲44＋XY。

在46條染色體中約含有十萬個基因，不均匀地分布在各染色體中，每個基因粗估約略由數百個至數千個「鹼基」配對而成。每條染色體中約僅有10%含有「有效基因」，其他皆是無生命訊號的DNA鹼基。

染色體成對存在，而基因位於染色體上，因此基因也是在相對應的位置上成對存在。目前已知的單基因遺傳疾病（一種疾病由一對基因決定）有三千餘種，就基因缺陷的位置及顯現方式的不同，我們將單基因遺傳疾病分爲：

①隱性遺傳疾病（Recessive hereditory disease）：這對基因必須兩者同時都有缺陷才會顯現出疾病。

②顯性遺傳疾病（Dominant hereditory disease）：這對基因只要其中一個有缺陷就會顯現出疾病，也包含性聯遺傳疾病。

③性聯遺傳疾病（Sex-linked hereditory disease）：位於X染色體上的基因缺陷。

當基因缺陷是位於第1～22對體染色體上時，稱爲「體染色體遺傳疾病（Autosomal hereditory disease）」，就是上述的顯性或隱性遺傳疾病；當基因缺陷是位於性染色體（X染色體）上時，便稱爲「性聯遺傳疾病（Sex-linked hereditory disease）」。

性聯遺傳疾病是位於X染色體上的基因缺陷所引起的疾病，對女性而言，這些疾病大部分是隱性遺傳疾病。女性因爲具有2條X染色體，當其中1條有一個隱性基因缺陷時，另1條染色體上的正常基因還是可以讓個體有正常的表現（視疾病的不同也可能會有較輕微的症狀出現）。但是男性只具有1條X染色體，若男性X

單基因遺傳性疾病分類與常見疾病列表

	位於體染色體上的單一基因變異	位於X性染色體上的單一基因變異（性聯遺傳）
顯性遺傳	先天性軟骨發育不全症（侏儒症） 漸進肌肉萎縮症（漸凍人） 多指症 先天性聾啞 亨丁頓氏舞蹈症（Huntington's chorea）	色素失調症 抗維生素D佝僂症
隱性遺傳	白化症（俗稱白子） 黏多醣症（第一～九型，第二型除外） 鐮刀型血球貧血 地中海型（海洋性）貧血 苯丙酮尿症	血友病 紅綠色盲 黏多醣症第二型 G-6-P-D缺乏症（俗稱蠶豆症） X染色體脆裂症

附註：Y染色體上主要有男性決定因子基因，其他基因極少，目前並未發現Y染色體性連遺傳疾病。

染色體上帶有基因缺陷時，並沒有另一條相配對的正常基因來掩飾致病基因，所以，男性唯一的X染色體上的基因有缺陷時便會患病，又由於Y染色體決定個體爲男性，所以X染色體必來自母親，也就有所謂的「母傳子」疾病，例如**血友病**。

可以操之在我——多基因遺傳疾病（Polygenic inhertance）

多基因遺傳，意味著某一性狀是由兩對或兩對以上的基因（多對基因）、外加環境因素共同決定。由於病因較爲複雜，個體患病的原因，除了基因呈現共顯性、累計效應之外，還會受環境因素的影響。相較於單基因遺傳疾病（有基因缺陷一定會發病），多基因遺傳病發病率遠遠低於單基因遺傳病。例如糖尿病、高血壓、高血脂、乳（腺）癌、胃癌、大腸癌、老人痴呆症、哮喘、精神分裂症等，都屬於多基因遺傳疾病。

以腫瘤而言，若單看遺傳的因素，假設某個基因在出生時即有缺陷，可以說這個人得到腫瘤的機率較高，但是會不會得到腫瘤疾病還牽涉到其他的基因，有些基因的缺陷是後來（環境因素）才出現。舉例來說，大腸癌需要兩個基因同時有缺陷才會形成：一個來自遺傳缺陷，另一個是因爲吃了太多刺激性食物（如：醃漬食物）導致食物中的「致癌物質」（Carcinogen）破壞人體的DNA（基因），使基因產生不好的變化，這個基因缺陷是後天（環境、飲食）才出現的。多基因遺傳疾病單獨有一個基因缺陷不代表一定會產生這個疾病，只是機率較高。

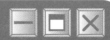

有血友病基因一定會發病嗎？

性聯遺傳（紅色X^1為帶有基因缺陷的X染色體），以隱性性聯遺傳的血友病舉例說明：

- **狀況①**：完全正常的父親；表現型正常的母親，但其中一條X染色體帶有血友病基因缺陷。
- **發病機率**：有四分之一機率生下完全正常的兒子、四分之一機率生下患血友病的兒子、四分之一機率生下帶有血友病基因缺陷的女兒（不發病）、四分之一機率完全正常的女兒。

  男性的血友病必定是遺傳自母親（男性的X染色體必來自母親），而男性遺傳到血友病的機率也遠大於女性。

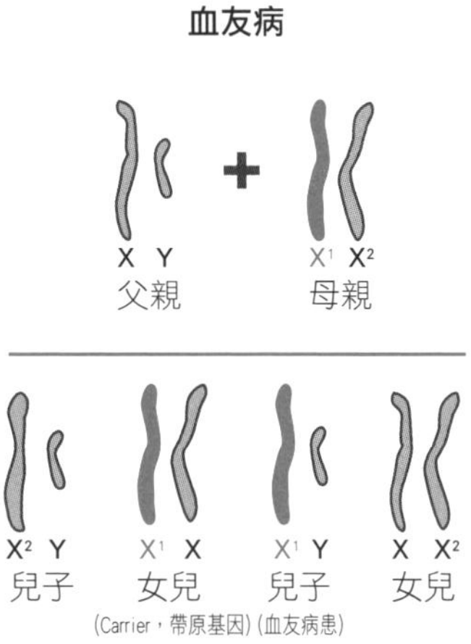

性聯遺傳（紅色X為帶有基因缺陷的X染色體）。

- **狀況②**：血友病患的父親；完全正常的母親。
- **發病機率**：兒子全都完全正常；女兒全部都帶有血友病基因缺陷（不發病）。

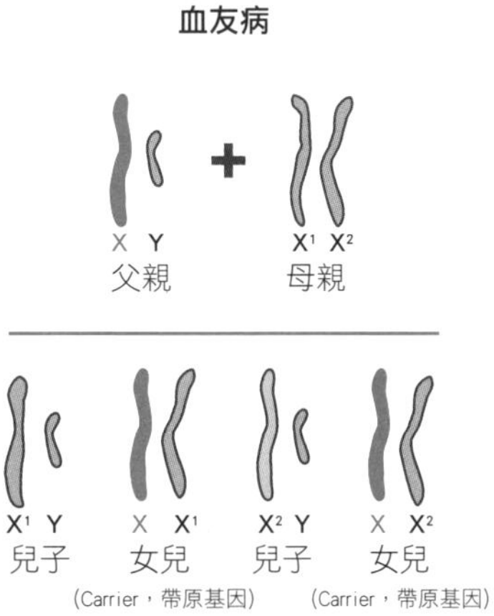

相較於單基因遺傳疾病絕對的發病率，多基因遺傳病發病率遠遠低於單基因遺傳病。單基因遺傳病中，遺傳是決定性的因素，環境因素基本上不起作用。而多基因遺傳有所謂臨界作用（Threshold effect）的特性，當異常基因的數目累計達到某一臨界點之後，才會出現異常的臨床表現，所造成疾病的嚴重程度與異常基因的數目成正比。

多基因遺傳疾病既然是由遺傳因素與環境因素共同作用，視**性狀**的不同，遺傳與環境因素各占相對的影響比例，通常以遺傳因素所起的作用爲基準，稱「遺傳度」，用%表示。舉例來說，精神分裂症屬多基因遺傳疾病，遺傳度爲80%，意思是精神分裂症此疾病在形成過程中，遺傳因素占了大部分（80%）的原因，環境因素的作用相對較小（20%）。多基因遺傳疾病一般有家族性遺傳傾向。

身不由己——染色體異常疾病

染色體的缺失、重複、倒轉、異位、多一條、少一條等等。例如：

・染色體結構異常：5號染色體部分缺失（貓叫症候群）

・染色體數目異常：21三體症候群（第

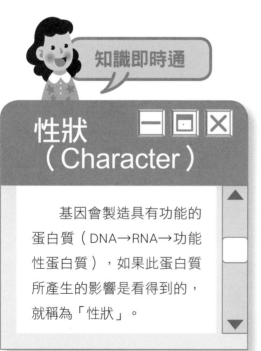

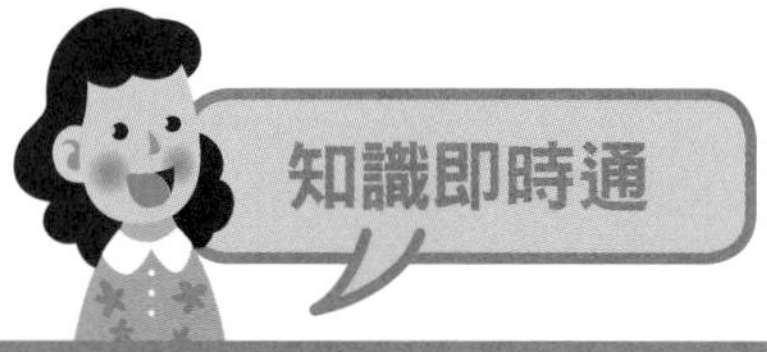

性狀（Character）

基因會製造具有功能的蛋白質（DNA→RNA→功能性蛋白質），如果此蛋白質所產生的影響是看得到的，就稱為「性狀」。

21對染色體有三條，即唐氏症）

・性染色體異常：性腺發育不良（44＋XO、44＋XXY、44＋XYY或其他）

先天性疾病與遺傳性疾病

人們經常將先天性疾病視爲遺傳性疾病，本質上並不完全相同，這兩者之間有著「基因」上的差異。一般我們所稱的「先天性疾病」，其中一種，是指胎兒在子宮內生長發育過程中，因受到外界因素（藥物、重金屬、病毒等等）的影響，導致胎兒發育異常，出生時已經出現跡象的疾病，例如：懷孕時感染德國痲疹感染所引起的畸形，與遺傳無關，可以透過做好孕期保健以避免之，且由於孩子基因並未被改變，不會傳遞給下一代。

前面章節所敘述的單基因遺傳性疾病，也屬於先天性疾病，這類先天性遺傳性疾病多半不易治癒、終生存在，且會傳遞給下一代，只能透過產前檢查，及時終止妊娠以避免之。

先天性疾病與遺傳關係密切，兩者之間的差異，只在於其基因是否異常。

粒線體ＤＮＡ（Mitochondrial DNA，mtDNA）與粒線體遺傳疾病（Mitochondrial inheritance）

「粒線體，Mitochondrion」（細胞的小發電機）是一個存在於細胞質內的胞器（Organelle，細胞器官），現今人類體內的每個細胞約有一千個以上的粒線體（數目視細胞的種類而定），每一個粒線體內，約有2到10組mt ＤＮＡ，它的遺傳方式與所引起疾病，不同於細胞核內我們常說的染色體ＤＮＡ的遺傳。

在受精卵形成時，卵子是一完整細胞，帶有含粒腺體等等的其他胞器，相對於精子只貢獻細胞核，受精卵中的粒腺體ＤＮＡ全部遺傳自母親，因此只有母親才會將粒腺體ＤＮＡ疾病遺傳給子代。男女子代罹病的機率均等，病情的輕重與不正常粒線體的百分比有關，不同的環境因子與突變形式亦可能影響到發病的早晚與嚴重度。

粒線體ＤＮＡ的突變可能造成許多的疾病，例如各種不同程度的肌肉病變、心肌肥大、心房心室傳導異常、視神經萎縮、視網膜病變、腎小管功能異常等等。

Chapter 5

追本溯源——不孕非我所願，是身不由己

同中求異——染色體與性染色體

每個人的五官相貌、膚色深淺、身材高矮等生物特徵都可由父母親傳給孩子的現象稱爲遺傳。所謂的「遺傳物質」，就是生物親代傳遞遺傳給子代的物質，俗話說「龍生龍，鳳生鳳，老鼠生的兒子會打洞」，親代是什麼模樣，下一代也會存有遺風。

承載這些生物遺傳物質的構造稱爲染色體（Chromosome）。在所有生物中，每一物種細胞內的染色體數目是特定的，例如，大猩猩和黑猩猩有48條、兔44條、青蛙26條、碗豆14條，人類是46條：22對加2條。其中22對是體染色體（Autosomes），另外2條是性染色體（Sex-chromosomes）X和Y。生物學理論，人類是由性染色體決定孩子是男生或女生，關鍵角色是精

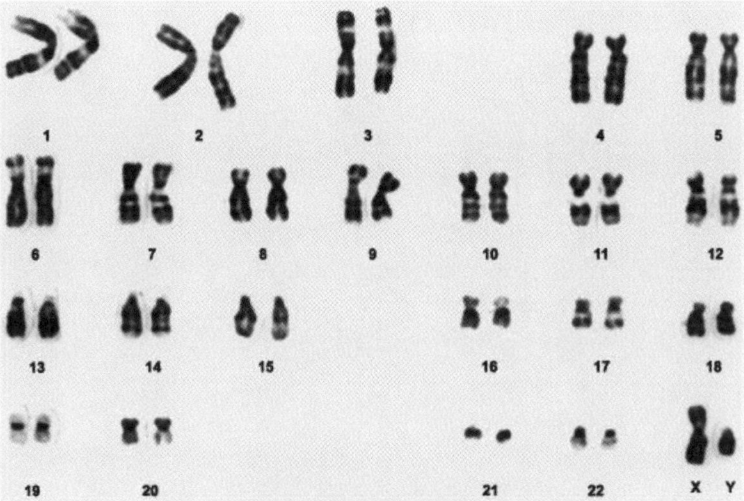

人類染色體實際排列照片：
編號1～22為體染色體，X、Y為性染色體

知識即時通

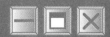

染色體、DNA與基因的差別

DNA、染色體或基因這些專有名詞對大多數的讀者而言是既熟悉又陌生，它們之間有什麼關聯？簡單地說，染色體是由兩股DNA分子以螺旋鍵結纏繞而成。一筆遺傳資料就是一個基因，一個基因就是一段DNA，因此也可以說遺傳資料就是DNA（下圖）。基因管控蛋白質的合成，進而管控人體的生命現象。

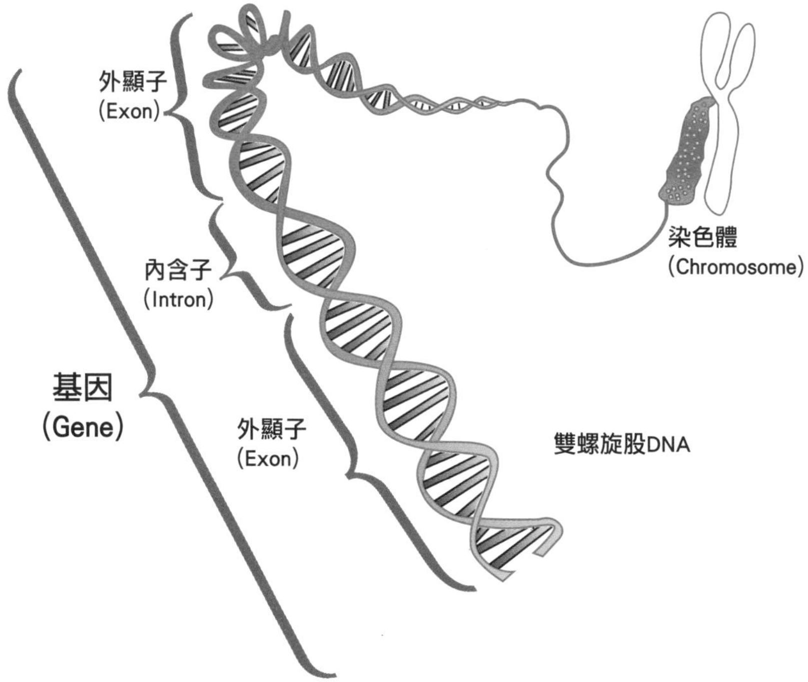

染色體、DNA與基因的關係

子，男生擁有（X，Y），女生則是（X，X），也可以說性別由XX與XY決定，X與Y因此才被稱爲性染色體。

基因與遺傳密碼（Genetic code）

所謂遺傳密碼，就如同英文單字是由26字母所排列組成、單字組成句子、句子組成章節、最後形成一篇文章，DNA遺傳密碼是由A、T、C、G四種鹼基（字碼）排列組合而成一張張生命藍圖，根據藍圖所提供的資訊合成維持生命所需的物質，例如荷爾蒙、消化酵素、胰島素、血紅素，合成肌肉纖維、膠原蛋白、神經傳導物質等等。

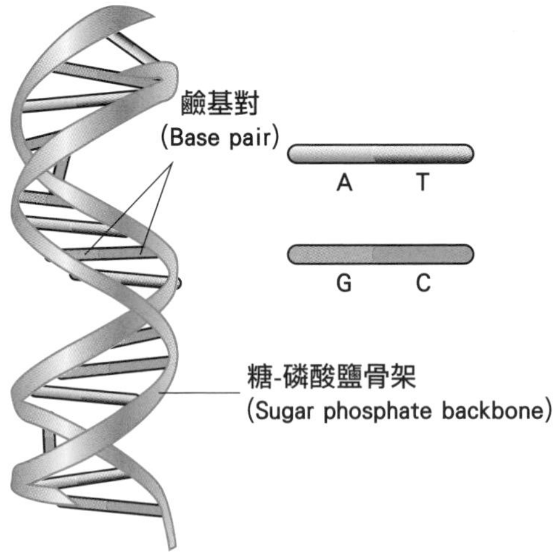

圖二：雙股螺旋的DNA鹼基，A-T配對，G-C配對。

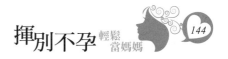

如何變成獨特的我——不同性別的胚胎發育

在敘述「性別分化異常」（性別錯亂）之前，請先抱持一個概念——「胚胎同時具有雙性的潛能，胚胎發育是另一個獨立事件」，意思是，即使卵子在受精時已經決定了性別，但是胚胎在發育的過程中還是有許多機會生變，轉變成另一種性別，因爲科學已經證明，**受精卵的遺傳性別與胚胎性別發育是兩個獨立事件**。也就是說生男生女不是卵子受精當下就註定，決定性別的過程，並不像最初的認知那樣一成不變，如同兼具男女性徵的中性人（各種陰陽人），就是在胚胎發育的過程中，某步驟出差錯所導致。

胚胎前期的每一個細胞都可視爲「最原始的**幹細胞**」，原始未分化的性腺細胞可以發育成睪丸也可以發育成卵巢，外生殖器官的發育則視睪

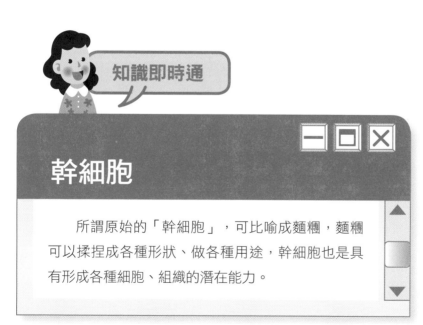

幹細胞

所謂原始的「幹細胞」，可比喻成麵糰，麵糰可以揉捏成各種形狀、做各種用途，幹細胞也是具有形成各種細胞、組織的潛在能力。

丸是否有分泌荷爾蒙而定，胚胎可能女性化或男性化。胚胎正常的性別分化，人類的基因藍圖會確保性別分化按照特定的時間與程序進行，因此性別分化異常是罕見的。

男性與女性胚胎發育，兩者的基本差異在於：①「發育時間」先後的不同（男性先發育）和②性荷爾蒙的需要與否。

胚胎正常性別分化的過程

人類雖有男女之分，但精子與卵子結合之初的受精卵依然是雌雄同體。在懷孕七週以前，每個胚胎都擁有可發育成男性睪丸或女性卵巢的原始性腺，以及另外兩套配套的原始生殖系統（見左頁圖）：

一套稱爲沃爾夫管（Wolffian duct，又稱中腎管），會發育成副睪、輸精管等男性生殖器官；一套稱穆勒氏管（Mullerian Duct，又稱副中腎管），會發育子宮、輸卵管等女性生殖器官。

發育成男性

當胚胎擁有正常的Y染色體，而Y染色體上**SRY基因**也表現無誤，此基因會製造睪丸決定因子（Testis determining factor，TDF），在TDF的作用下，未分化的原始性腺便會分化成睪丸。

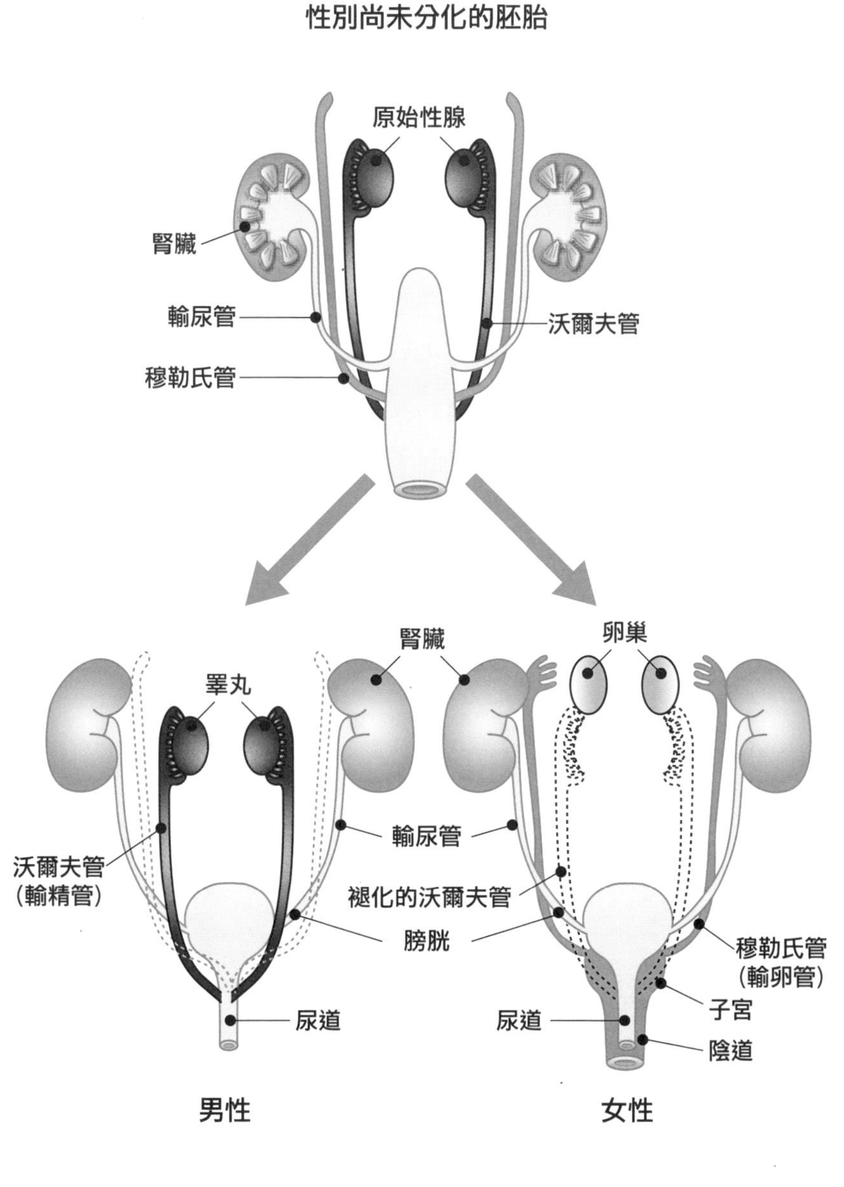
性別尚未分化的胚胎
原始性腺
腎臟
輸尿管
沃爾夫管
穆勒氏管
腎臟
卵巢
睪丸
輸尿管
沃爾夫管
(輸精管)
褪化的沃爾夫管
膀胱
穆勒氏管
(輸卵管)
子宮
尿道
尿道
陰道
男性
女性

正常胚胎的睪丸可分泌：

1. 睪丸的Leydig細胞分泌男性荷爾蒙（Testosterone），促進男性系統的配套沃爾夫（Wolffian duct）管發育成副睪、輸精管，以及精囊。

知識即時通

決定性別基因——SRY基因

經證實，啟動男性發育的因子是位於Y染色體上的SRY基因，SRY基因可以製造一種蛋白質稱為睪丸決定因子（testis determining factor，TDF），會引導胚胎產生睪丸等男性外生殖器。同時，睪丸決定因子也作為「總開關」，可決定其他與性發育相關的基因能否啟用（位於體染色體的睪丸促成因子）。因此，是Y染色體上的SRY基因決定了胚胎性別為「男性」。若無SRY基因生成TDF的刺激，未分化的生殖腺則自然而然發育成卵巢。

細胞分裂中的性染色體

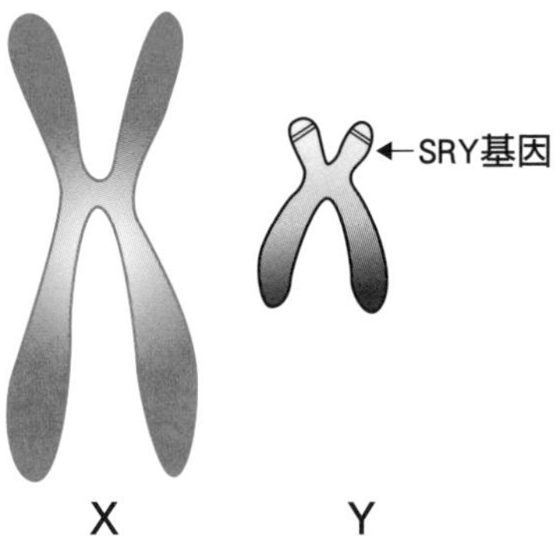

SRY基因在Y染色體的位置

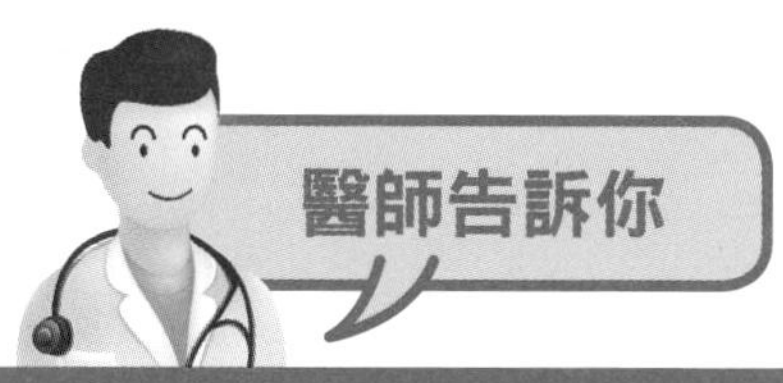

雄性荷爾蒙受體缺失
（雄性荷爾蒙無感受性症候群，Androgen insensitivity syndrome，AIS）

許多原因可能造成性別分化不明，其中除了牽涉性染色體、基因異常、環境荷爾蒙的影響，還牽涉到其他更複雜的分子生物學。只要缺少「男性化過程」所需要的任何因子，就無法發育成為一個「完全的男性」，而可能發育成一個具有女性外觀或介於男女之間的個體。

一位女子因原發性無月經而前來就診（女孩到了18歲時還沒有月經來潮，稱原發性無月經），檢查後發現，體內染色體核型為44＋XY、Y染色體上SRY基因正常、體內有睪丸、有雄性荷爾蒙，應是不折不扣的男性個體。然而這個「他」卻是個「她」，具有女性外生殖器官，但沒有子宮、輸卵管等女性內生殖器官。

在這個案例中，由於基因突變，造成雄性荷爾蒙受體（Receptor）功能的缺失或異常，使得雄性荷爾蒙訊號無法被目標器官（睪丸）接收，兩者彼此「相見不相識」，意思是，雄性荷爾蒙雖然存在，但身體對應的睪丸組織對雄性荷爾蒙完全沒有反應，因此個體無法男性化（Masculinization）。

一位雄性荷爾蒙無感受性症候群的病患，其外觀同時擁有男性和女性特質：

- **男性化特徵：**平坦的胸部、身材高挑修長、勻稱的肌肉線條（Y染色體的影響）。
- **女性化特徵：**皮膚細緻、依然停留在青春期之前的膚況。

2. 睪丸的Sertoli細胞同時分泌抗穆勒氏管因子，稱MIF（Mullerian duct Inhibiting Factor）或稱AMH（Anti-Mullerian Hormone）荷爾蒙，顧名思義，其作用在使穆勒氏管（Mullerian duct）退化消失。

如果是Sertoli細胞分泌MIF（AMH）有障礙，那麼男女性器官都會持續發育，而成了「眞陰陽人」。

發育成女性

正常的女性胚胎沒有SRY基因，所以不會生成睪丸，因此也不會有男性荷爾蒙及MIF，所以胚胎的穆勒氏管在沒有「男性化」基因的影響之下，自然而然發育成正常的子宮、輸卵管及陰道的後三分之一。

胚胎在第七週就開始了性別分化，男性胚胎到

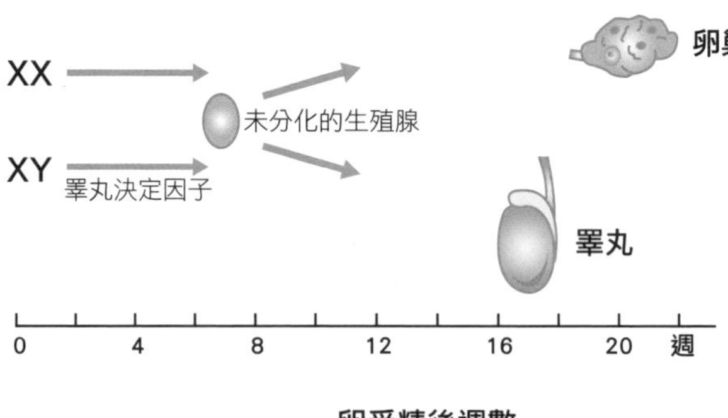

卵巢與睪丸在胚胎期的分化

第17週全部完成，而女性胚胎（包括卵巢完全成熟）要到20～24週才結束。

胚胎正常的性別分化，需要許許多多連續而有條理的分化活動，任何步驟出現差錯（可能是一開始的基因、與胚胎發育相關的蛋白質、激素或酵素等等），胚胎的性別分化可能就不完全。

是男生還是女生？——性別倒錯（性別分化異常）

男女有別

男女性別在出生前已成定局，決定權在「基因」。出生後，男生女生體表、體內生殖器（睪丸或卵巢）構造不同的特徵稱爲「第一性徵」，決定「第一性徵」的是遺傳物質，染色體（基因）。

青春期開始發育後，男性逐漸顯現結實的肌肉、突出的喉結、聲音低沉而粗獷、長出鬍鬚……，女性皮膚變得細嫩、聲音尖細、乳房發育、脂肪堆積曲線、月經來潮等等，此種生理變化的性別差異稱爲「第二性徵」。決定「第二性徵」的是男、女性荷爾蒙（Sex hormones），男、女性荷爾蒙是由第一性徵的睪丸或卵巢所分泌。

生物遺傳學認爲，性別是由性染色體決定。一般認爲性染色體決定性腺性別（睪丸或卵巢），性腺性別又決定體表性別。但在**醫學上，判定性別除了依據體表特徵，同時要依體內生殖器官來判定，即男性有睪丸、女性有卵巢和子宮**。

簡單地說，綜合解剖學、生理與生物學，正式被認定的男女之別應該「同時具備」：

男性①具有XY性染色體、②具有男性內外生殖器官、③並具有男性的第二性徵。

女性①具有XX性染色體、②具有女性內外生殖器官、③並具有女性的第二性徵。

不論男性或女性，如果沒有同時具備相同性別的①染色體、②生殖器官與③第二性徵，就無法被完全認定爲男性或女性，而被歸類爲「性別發育異常」（Disorder of sexual development，DSD）或「中性人」（Intersex）。

雌雄撲朔迷離——XX男人、XY女人（基因異常）

前面已大概敘述胚胎發育的過程，是Y染色體上的SRY基因主導胚胎發育成男性，所以理論上，XY胚胎一定是男生，XX胚胎一定是女生，然而不少臨床案例顯示，XY男性胚胎出現女性特徵，而XX女性胚胎卻擁有男性特徵。於是科學家們循著這些蛛絲馬跡，一步步解開「男性化」基因的謎團。

上述兩種性別錯置的其中一個原因是發生在精子形成（減數分裂）的過程中，染色體配對時，本來應該位於Y染色體的SRY基因罕見地錯置（卡位）到X染色體上，因而形成22＋X（SRY^{+}）的精子（帶有SRY基因的X精子）與22＋Y（SRY^{-}）的精子（缺乏SRY基因的Y精子），與正常卵子結合之後，便形成了兩種受精卵（見下頁圖）：

1. 44＋XX（SRY^{+}），帶有SRY基因的女性胚胎，導致在胚胎發育的過程中，SRY基因主導胚胎發育成了男性胎兒，醫學上稱爲女性假陽陰人（Female pseudo-hermaphroditism）或稱「女假兩性畸形」。染色體核型雖爲44＋XX，但無卵巢、輸卵管及子宮，且外生殖器像男性。青春期後的臨床特徵是不成熟的男性表現型，雖有睪丸，但睪丸中的曲細精小管幾乎都未發育，沒有製造精子的功能，所以不孕。

2. 44＋XY（SRY^-），不帶有SRY基因的男性胚胎，由於缺乏SRY基因的主導，因此胚胎發育成女性個體，稱爲男性假陰陽人（Male pseudo-hermaphroditism）或稱「男假兩性畸形」（又稱爲Swyer syndrome）。染色體核型爲44＋XY，但無睪丸、輸精管等男性的生殖道，且外生殖器與女性相似。青春期後的臨床特徵是不成熟女性表現型，性腺退化，原發性無月經。

除非新生兒外生殖器官非常明顯地異常，否則醫師通常不會採取進一步的性別檢查。在青春期之前，假陰陽人與一般正常兒童相較，差異不大。在青春期之後，臨床就與正常人的表現出現差異成爲不成熟女性或男性，且第二性徵與醫學上的認知有一定程度的落差。

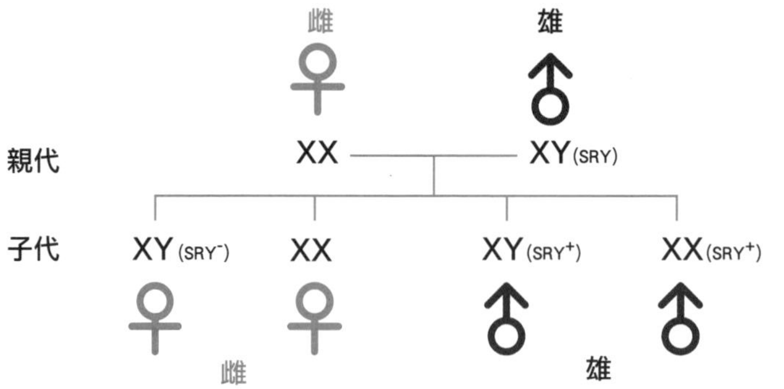

親代正常，子代異常：XY女性（SRY^-，缺SRY基因）與XX男性（SRY^+，帶有SRY基因）示意圖

雌雄同體——是男人也是女人

在罕見的性別倒錯案例中，較常見的反而是上述的假陰陽人，另一種更爲罕見的眞陰陽人（True hermaphroditism）或稱雙性人（Intersexuality），醫學名稱爲「眞兩性畸形」，是指在同一個人身體上，既有男性睪丸、輸精管，又有女性卵巢、輸卵管與子宮的奇特現象。相較於老天爺惡作劇下的假陰陽人，有人說眞陰陽人是老天的恩賜，因爲打從胚胎期開始，就一直是雌雄同體，成長之後可以隨心所欲地選擇成爲男人或女人。

眞兩性畸形的染色體檢查表現，多數爲44＋XX，少數爲44＋XY，也有XX／XY嵌合型（個體內混合著XX與XY兩種系列細胞）。除了同時具備雙性內生殖器官，亦同時有雌雄兩種性腺與荷爾蒙，第二性徵表現的強弱依照占優勢的性荷爾蒙而定。

命運多舛——環境影響與荷爾蒙異常

胚胎發育期間，即使染色體或基因表現無誤，在環境、藥物或飲食的影響下，可能使得胚胎發育、生長變化有如電影情節般跌宕起伏。

眾所周知，母親懷孕期間，如果接觸輻射、化學藥物等有害物質或有機體（病毒）可能引起染色體結構異常，如果這些變化發生在胚胎發育時期就會產生效應，可能引起流產、死胎或畸形兒。

而現代文明世界大量使用的人造化學物質，例如除草劑、殺蟲劑、殺菌劑、戴奧辛、

DDT、多氯聯苯、塑化劑、殺蟲劑、清潔劑（乾洗劑）等等所謂的「環境荷爾蒙」，散布於環境中，透過食物鏈（水→植物、動物→人體）再回到人體，它可以模擬人體荷爾蒙的作用、改變體內分泌荷爾蒙濃度等，在胎兒性別發育階段，環境荷爾蒙會影響胎兒生殖系統發育及性別的表現。

因此，基因型爲女性（XX）的胚胎，母親若在懷孕8～13週期間接觸男性荷爾蒙（Androgens），此基因型女性胚胎可能會有男性外部生殖器官的發育，結果造成女性假陰陽人。相對地，基因型男性胚胎也可因女性荷爾蒙的影響而發育女性外部器官，形成男性假陰陽人。

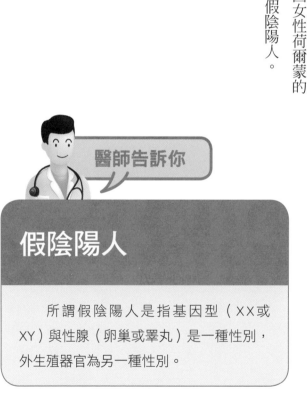

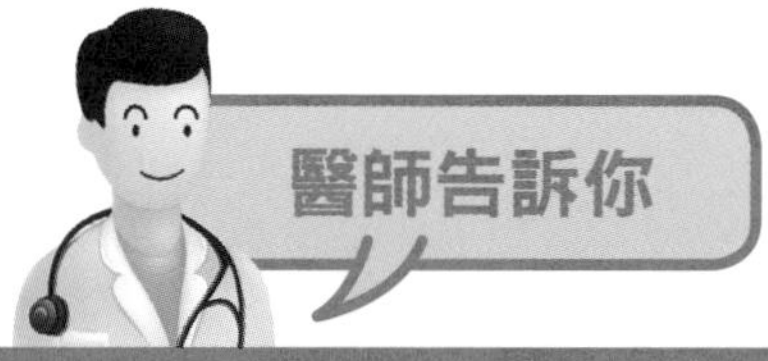

假陰陽人

所謂假陰陽人是指基因型（XX或XY）與性腺（卵巢或睪丸）是一種性別，外生殖器官為另一種性別。

染色體異常與表徵

在許多不孕的案例中，有些是後天因素，有些卻是令人無奈的先天條件造成的。除了胚胎發育基因異常所引起的性別倒錯（性別分化異常）而導致不孕之外，在臨床上，還有其他因為牽涉染色體異常而導致不孕，於此一併敘述。

性染色體不分離的結果

科學家發現，卵子或精子在形成過程中（減數分裂），體染色體或性染色體可能發生一種歧誤現象，稱「不分離」（Nondisjunction，應該分離而未分離）。若卵子在形成過程發生性染色體不分離，則形成兩種異常的卵子（22＋XX、22＋0）。假設與正常精子（22＋X、22＋Y）受精之後，就可能形成四種受精卵：

・染色體為44＋X0（即44＋X，0＝zero）：

僅具45條染色體的女性，比正常女性少一條X染色體，稱為透納氏症候群（Turner syndrome），根據統計，這類型女性個體為數不少。因只有一條X染色體，青春期往往缺少第二性徵表現（無月經、月經次數極少）、不孕、卵巢萎縮、更年期提早且身材矮小，亦容易有腎

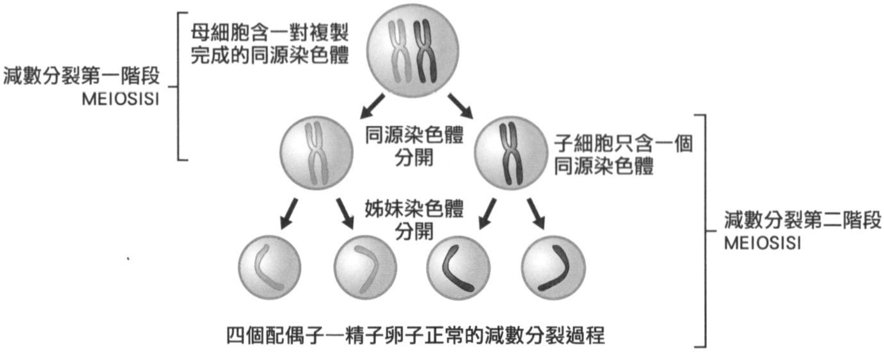

正常的減數分裂：
精原細胞（卵原細胞）產生四個精子（配偶子）

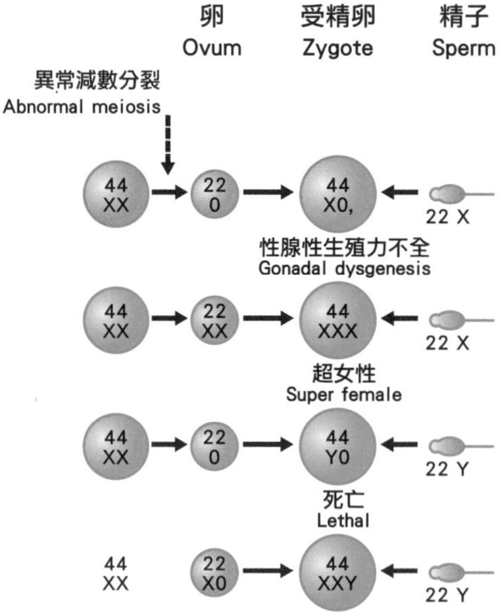

異常減數分裂的卵子與正常的精子結合可
能出現的受精卵種類

臟、心臟、骨骼等全身性的病變。

・**染色體為44＋XXX：**

比正常女性多一條X染色體，具有47條染色體的女性，或稱「超女性」（Super female）。或許有人會因此推斷帶有這樣染色體的個體會是個超級美女?不，在外觀上，這類個體與正常女性沒有明顯不同，性腺功能亦無缺陷，有正常的生育能力。

・**染色體為44＋XXY：**

比正常男性多一條X染色體，具有47條染色體的男性，稱「克萊恩費爾特症候群」（Klinefelter's Syndrome）或「克氏症候群」，個體有至少兩條X染色體與至少一條Y染色體，典型情況爲XXY。另發現有XXYY、XXXY與XY／XXY鑲崁型，也屬於克萊恩費爾特症候群。此個體成熟後的症狀表現常伴有乳房輕微發育、睪丸發育不全或無精症等，並且大部分無法生育。

・**染色體為44＋Y0（即44＋Y，0＝zero）：**

只有45條染色體（缺X）。看到這裡，讀者一定很想知道這些沒有X染色體的個體會是哪種模樣。答案是，沒有人見過。由於X染色體帶有與發育、生長有關的基因，是非常重要的染色體，至少要有一條X染色體才能存活，此種胚胎早就因缺乏X染色體致死而流產，因此不會有44＋Y0的個體出現。

精了在減數分裂過程若發生Y性染色體不分離現象，則會產生帶有YY性染色體的精子進而形成XYY個體。

．染色體為44＋XYY：

比正常男性多一條Y染色體，具有47條染色體的男性，被稱爲「雅各氏候群」（Jacob syndrome，XYY syndrome）。因爲比正常男性多了一條Y染色體，所以又被稱爲「超男性症候群」（Super male syndrome，並非「超人」）。這類個體的身高可能會比一般男性高大（有兩條Y染色體），智力正常或稍低，大多數可以生育下一代。

科學家總是帶著好奇心做各類研究，尤其是面對各種不尋常的跡象。當科學家將犯罪者與染色體連結在一起，在統計犯罪者的染色體中發現，在犯重罪者之中，帶有XYY性染色體比例較高，曾有說法認爲這類個體較具暴力行爲而易犯罪，但此說法並未獲得證明。

三染色體症候群

醫學上有所謂「三染色體症候群」的異常疾病，原因是精子或卵子在形成過程（減數分裂）中體染色體發生「不分離」現象所引起的染色體異常疾病，此非遺傳疾病，而是機率的問題，因卵子的因素導致出現三染色體的機率比精子高，尤其是女人的年齡越大，出現的機率越高。例如，唐氏症（Down Syndrome，DS；21三體症候群），舊稱蒙古症，爲第21對染色體出現三個染色體；巴陶氏症（Patau syndrome）爲第13對染色體出現三個；愛德華氏症（Edwards syndrome）爲第18對染色體出現三個。

有絲分裂與減數分裂

人體所有細胞染色體數量都是2n（雙套＝23對、46條），所有體細胞（2n）都行有絲分裂（Mitosis），分裂後的兩個子細胞（2n）和母細胞（2n）擁有完全相同的染色體數量，只有精原細胞與卵原細胞必須先行減數分裂（Miosis）才形成含n（單套＝23條）的精子或卵子，結合後的受精卵（2n）就有二分之一

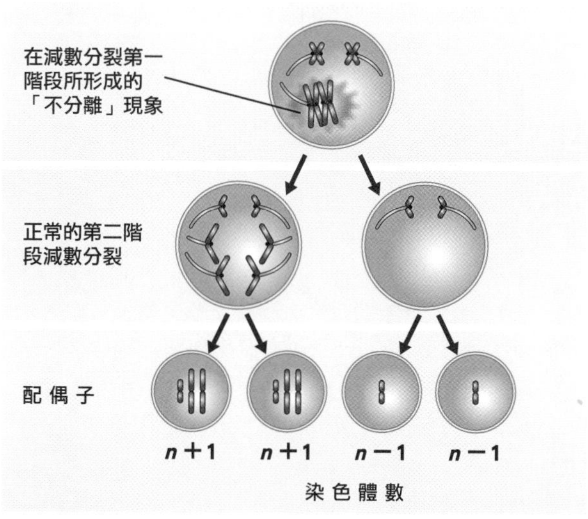

n＝「單套」＝23條染色體。染色體「不分離」現象，造成其中2個配偶子各多一條染色體（n＋1），另外2個配偶子各少一條染色體（n-1）。

來自母親十二分之一來自父親的遺傳性徵，子代的染色體數量才會和親代一樣。

如果父母親的精子與卵子都沒有行減數分裂，仍然是2n（雙套＝23對、46條），精卵結合後生下的孩子會是4n（四套＝46對、92條），將會是一個「新品種人類」。然而科學家將會質疑，4n（四套＝46對、92條），確定是人類嗎？

染色體（基因）異常與同性戀

在第152頁提到，在生物醫學的領域裡，不論男性或女性，必須同時具備同性別的染色體（XX或XY）、生殖器官與第二性徵，才會被認定爲男性或女性。但在心理學、社會學的同性戀研究領域裡，認爲「自我性別認同是男或是女」也應該是選項之一。

醫學上的性別倒錯，不論是基因、染色體異常或是懷孕期間接觸荷爾蒙所引起，就生理醫學而言，全都牽涉到「性荷爾蒙」，姑且不談自我性別認同，「性荷爾蒙」確實與行爲表現有關。

因此，同性戀者有部分確實是屬於非全然被醫學認定爲男性或女性（假陰陽人或其他），但我們應該認同這並非他/她所願。在這個議題上，X與Y的性別符號反而成了未解的領域、也是疑問的開始。

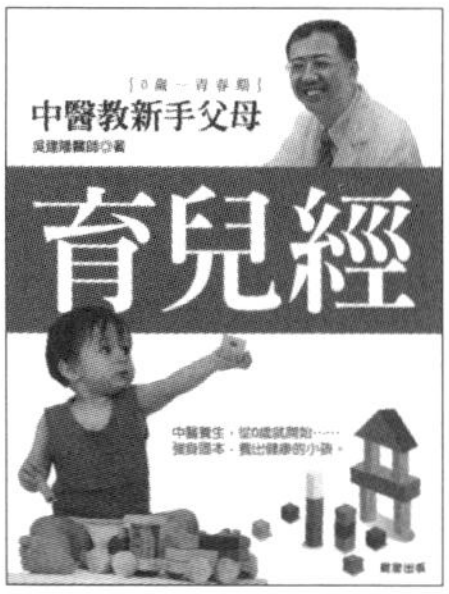

《中醫教新手父母育兒經》

吳建隆◎著／定價280元

★用中醫方法養孩子，從0歲調理到青春期。

集結作者多文]年在內兒科看診的中醫經驗，針對孩童從出生到青春期各階段可能遇到的照顧問題，提供新手父母全方位的衛教知識，並用溫和、少副作用的中醫穴道按摩與食療來促進孩子的體內健康，讓孩子從小頭好壯壯，打好「登大人」的良好基底。

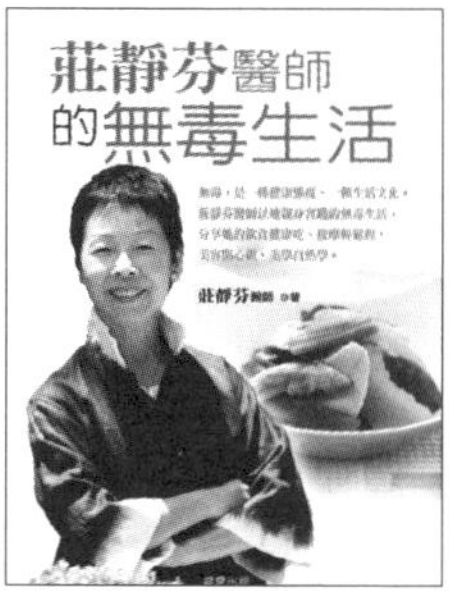

《莊靜芬醫師的無毒生活》

莊靜芬◎著／定價320元

★飲食健康吃、按摩輕鬆捏、美容開心做、美學自然學

莊醫師以飲食、按摩、美容、美學4個角度，列舉自然、有效的實例證明，無毒生活是很容易實踐的！她特別提出「無毒12該」的方式，無論選擇天然的食材、捏巧輕揉的按摩、自然健康的美容，無負擔的無毒美學，在在分享她的無毒心得。

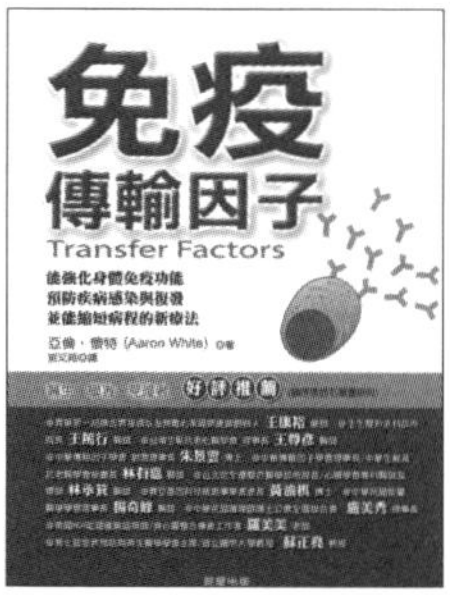

《免疫傳輸因子》

亞倫．懷特◎著／定價280元

★強化身體免疫功能、預防疾病感染與復發並能縮短病程的新療法。

當生態環境污染日益嚴重、各類食品毒物充斥、各種細菌病毒不斷突變……人唯有提升自身健康平衡的免疫系統，才能真正預防、抵抗各種疾病入侵掌握健康之鑰的終極王道！

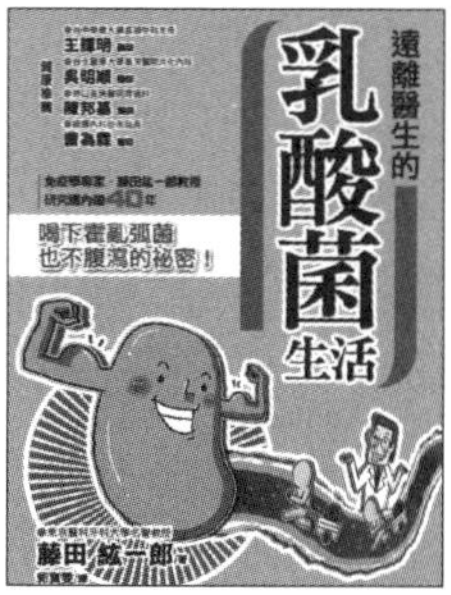

《遠離醫生的乳酸菌生活》

藤田紘一郎◎著／定價250元

★喝下霍亂弧菌也不腹瀉的祕密！

以「腦很笨，腸很聰明」造成話題，藤田紘一郎博士的最新「腸」論，本書提出他研究腸內菌40年成果，並親身實踐而體驗出的健康生活法。

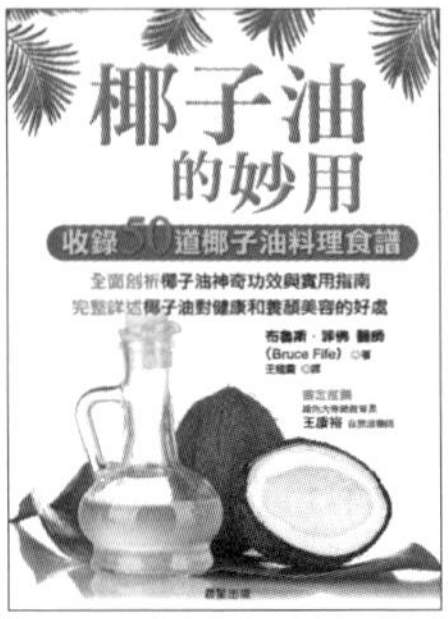

《椰子油的妙用》

布魯斯．菲佛◎著／定價290元

★完整祥述椰子油對健康和養顏美容的好處

椰子油中所含有的脂肪酸，可用來協助預防與治療許多疾病，舉凡心臟病、高血壓、動脈硬化與中風等。另外，椰子油還可用來保護身體不受阿茲海默症、帕金森氏症等其它神經障礙疾病的侵擾。

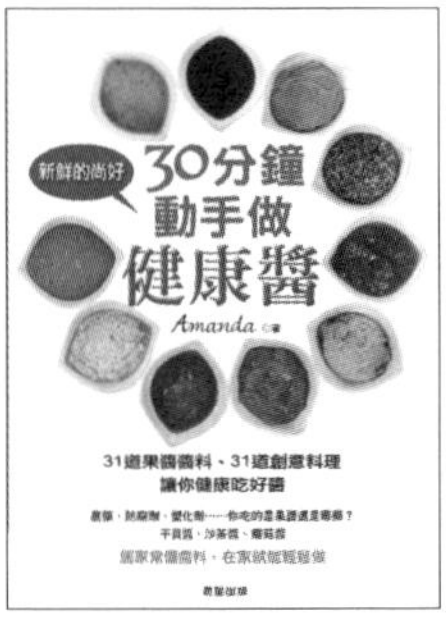

《30分鐘，動手做健康醬》

Amanda◎著／定價260元

★31道果醬醬料、31道創意料理，讓你健康吃好醬。

不含添加物，不必花大錢，自己做的果醬和醬料，美味、安全又健康！

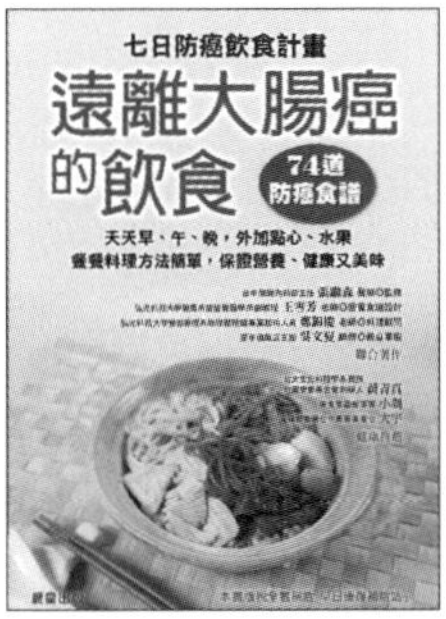

《七日防癌飲食計畫：遠離大腸癌的飲食》

王雪芳◎著／定價280元

★74道防癌料理，外加點心、水果，餐餐料理方法簡單，保證營養、健康又美味。

只要吃對的食物，用健康的方式料理，癌症自然遠離。不需要花太多時間，只要懂得技巧，每個人都是抗癌飲食健康料理大師。

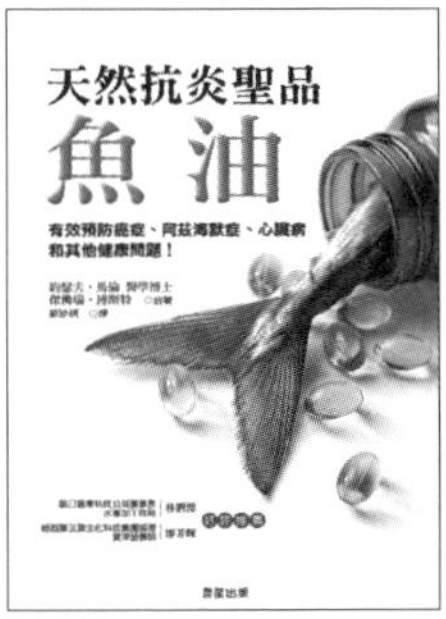

《魚油:天然抗炎聖品》

約瑟夫．馬倫、傑佛瑞．博斯特◎著／定價250元

★有效預防癌症、阿茲海默症、心臟病和其他健康問題！

魚油中所含的omega-3必需脂肪酸不僅能減輕發炎因子帶來的影響，還能幫助回復身體細胞活動的平衡狀態。比起可能會產生意想不到之副作用的抗發炎藥，魚油可以說是讓身體遠離慢性發炎威脅，最天然也最安全的產品。

健康百科

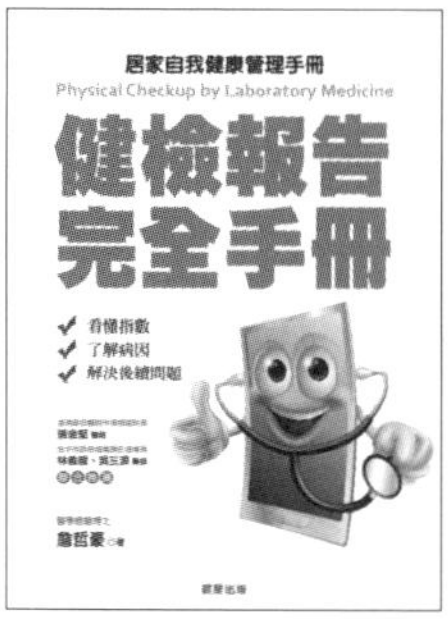

《健檢報告完全手冊》

詹哲豪◎著／定價699元

★一本居家自我健康管理常備手冊

全書將健康檢查項目分為19個類別，從預防保健開始，點出一般人對健康醫療報告書的疑慮，並說明健檢的後續過程。讓您清楚知道健康檢查到底在做些什麼？了解身體哪個環節出了問題？該怎麼治療？如何預防？

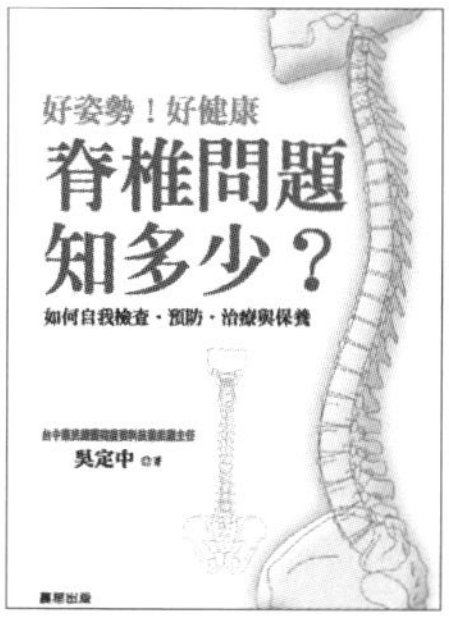

《脊椎問題知多少？》

吳定中◎著／定價250元

★物理治療師吳定中教你正確的「姿勢」，擺脫惱人的痠痛

眼睛乾澀、肩頸痠痛、脊髓側彎不再是問題了！帶您檢視「姿勢」的所有問題，先瞭解才能改善。

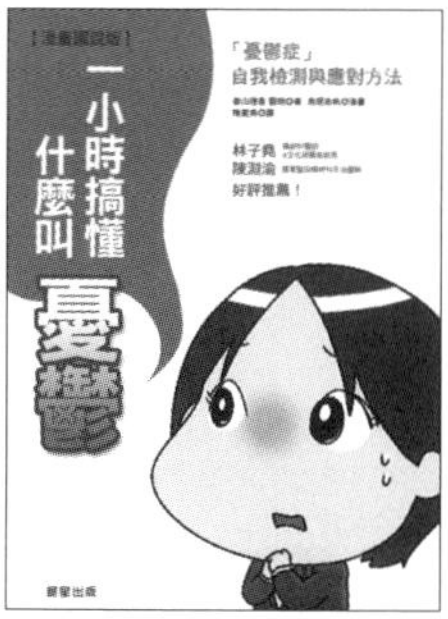

《一小時搞懂什麼叫「憂鬱」》

香山理香、鳥居志帆◎著／定價250元

★「憂鬱症」自我檢測與應對的方法

據調查台灣有119萬人有憂鬱傾向，小心！你可能是其中之一。當有「鬱卒」的樣子出現時，周遭人和自己若能及時警覺，正確應對，就能預防「憂鬱症」的產生，迅速讓情緒獲得紓緩，迎向順利人生。

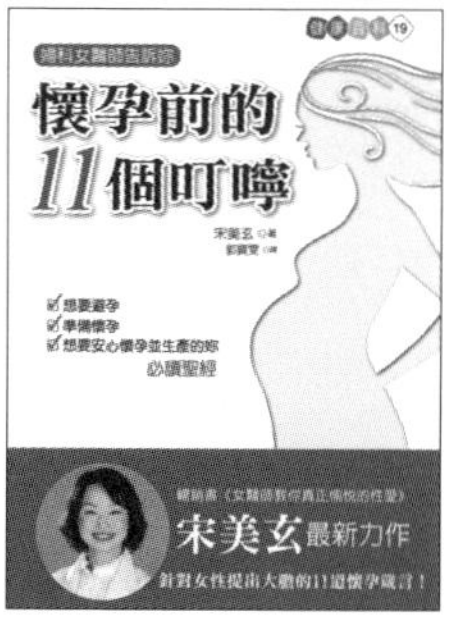

《婦科女醫師告訴妳懷孕前的11個叮嚀》

宋美玄◎著／定價250元

★了解懷孕的正確知識、破除生產前後的迷思，讓女性更清楚孕育新生命的欣喜與責任

1.想要避孕

2.準備懷孕

3.想要安心懷孕並生產的妳 必讀聖經

國家圖書館出版品預行編目資料

揮別不孕 輕鬆當媽媽 / 李世明、李熙麗著.——初版.——台中市：晨星，2014.12
面； 公分.（健康百科；23）

ISBN 978-986-177-932-4（平裝）

1. 不孕症

417.125　　103018735

健康百科 23

揮別不孕 輕鬆當媽媽

作者　李世明、李熙麗
主編　莊雅琦
編輯　蘇琬婷
排版　林姿秀
封面設計　斐類設計

負責人　陳銘民
發行所　晨星出版有限公司
台中市407工業區30路1號
TEL：（04）2359-5820　FAX：（04）2355-0581
E-mail: health119@morningstar.com.tw
http://www.morningstar.com.tw
行政院新聞局局版台業字第2500號
法律顧問　甘龍強律師
承製　知己圖書股份有限公司　TEL：（04）23581803
初版　西元2014年12月20日

總經銷　知己圖書股份有限公司
郵政劃撥：15060393
（台北公司）臺北市106羅斯福路二段95號4F之3
TEL：（02）23672044　FAX：（02）23635741
（台中公司）台中市407工業區30路1號
TEL：（04）23595819　FAX：（04）23597123

定價 250 元
ISBN 978-986-177-932-4

◆讀者回函卡◆

以下資料或許太過繁瑣，但卻是我們瞭解您的唯一途徑
誠摯期待能與您在下一本書中相逢，讓我們一起從閱讀中尋找樂趣吧！

姓名：＿＿＿＿＿＿＿　性別：□男　□女　生日：　／　／

教育程度：□小學　□國中　□高中職　□專科　□大學　□碩士　□博士

職業：□學生　□軍公教　□上班族　□家管　□從商　□其他＿＿＿＿＿＿

月收入：□3萬以下　□4萬左右　□5萬左右　□6萬以上

E-mail：＿＿＿＿＿＿＿＿＿＿　聯絡電話：＿＿＿＿＿＿＿

聯絡地址：□□□＿＿＿＿＿＿＿＿＿＿＿＿＿＿＿＿

購買書名： 擇別不孕 輕鬆當媽媽

・從何處得知此書？

□書店　□報章雜誌　□電台　□晨星網路書店　□晨星養生網　□其他＿＿＿＿＿

・促使您購買此書的原因？

□封面設計　□欣賞主題　□價格合理

□親友推薦　□內容有趣　□其他＿＿＿＿＿＿＿＿＿＿＿＿＿＿

・您有興趣了解的問題？（可複選）

□中醫傳統療法　□中醫脈絡調養　□養生飲食　□養生運動　□高血壓　□心臟病

□高血脂　□腸道與大腸癌　□胃與胃癌　□糖尿病　□內分泌　□婦科

□懷孕生產　□乳癌／子宮癌　□肝膽　□腎臟　□泌尿系統　□攝護腺癌　□口腔

□眼耳鼻喉　□皮膚保健　□美容保養　□睡眠問題　□肺部疾病　□氣喘／咳嗽

□肺癌　□小兒科　□腦部疾病　□精神疾病　□外科　□免疫　□神經科

□生活知識　□其他＿＿＿＿＿＿＿＿＿＿＿＿＿＿＿＿＿

以上問題想必耗去您不少心力，爲免這份心血白費

請務必將此回函郵寄回本社，或傳眞至（04）2359-7123，感謝您！

晨星出版有限公司 編輯群

請填妥後對折裝訂，直接投郵即可，免貼郵票。

廣告回函
台灣中區郵政管理局
登記證第267號
免貼郵票

407
台中市工業區30路1號
晨星出版有限公司

請沿虛線摺下裝訂，謝謝！

填回函 · 送好書

填妥回函後附上 50 元郵票寄回即可索取

《全球樂活潮》

希望能創造較好而不是較新的生活；
如果有助於環保或防止地球暖化，
願意多付稅金或購買較昂貴的商品；
認為施政或政府支出的重點應該放在兒童教育和健康、
地區再造和創造永續的地球環境上。
你有以上的樂活特質嗎？

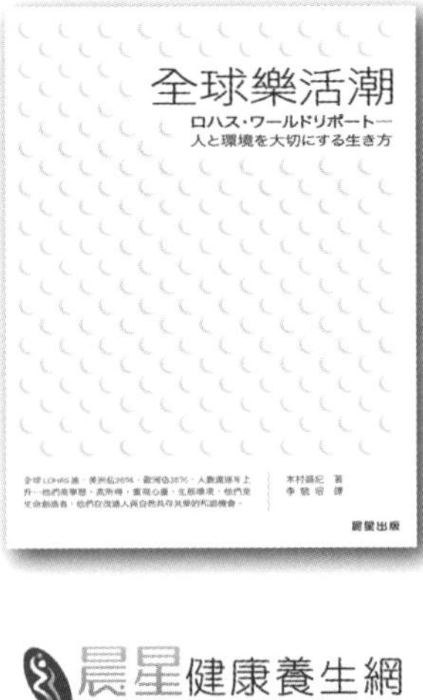

特邀各科專業駐站醫師，為您解答各種健康問題。
更多健康知識、健康好書都在晨星健康養生網。

晨星健康養生網
http://health.morningstar.com.tw

晨星健康養生網